L'HOMME PHYSIQUE

L'homme extérieur n'est que la saillie
de l'homme intérieur.

(DUPATY, 33e *lettre sur l'Italie.*)

L'HOMME PHYSIQUE

OU

PERFECTION CORPORELLE DE L'HOMME

ET

MOYENS DE L'OBTENIR

L'homme extérieur n'est que la saillie de
l'homme intérieur.

(DUPATY, 53e lettre sur l'Italie.)

BOURGES

IMPRIMERIE E. PIGELET, RUE JOYEUSE, 15.

1873

PRÉFACE

La brochure que je mets sous les yeux du lecteur a pour titre l'*Homme physique*. Elle est la base et le pendant naturel d'un second opuscule intitulé l'*Homme moral*, que je me propose d'éditer plus tard, si Dieu me le permet. En attendant, voici le plan de ce premier essai. Il comprend trois parties : la première énumère les conditions de la perfection physique de l'homme; laseconde indique les moyens qui sont les canaux naturels de cette perfection, et la troisième montre dans l'emploi ou.l'abandon de ces moyens la cause de la diversité des races humaines.

Cette troisième partie est importante au point de vue scientifique. Elle ouvre sur la formation des races en général, et en particulier sur l'influence de l'*idolâtrie*, des aperçus complétement nouveaux.

C'est en élevant des lapins dans mes loisirs que j'ai conçu l'idée de ma théorie. J'avais remarqué plusieurs fois la facilité avec laquelle ces intéressants rongeurs prennent un pelage d'une couleur différente de celui des parents. Les fleuristes ont inventé un terme, celui de *jouer*, pour désigner ce caprice de la nature. Quand une fleur semée prend une nuance différente de la fleur qui a fourni la graine, ils disent que cette fleur *joue*. Mes lapins *jouaient* donc, et d'une manière étonnante, puisque mon couple primitif qui était gris, avait successivement rempli mon clapier de Peaux-Rouges, de Peaux-Blanches, de Peaux-Jaunes, de Peaux-Noires, voire même de Peaux-Tatouées, et de nuances intermédiaires à mettre en défaut les savantes classifications de M. Quatrefages. J'observai, et je ne tardai pas à m'apercevoir que ces variations si diverses étaient l'effet régulier de lois invariables, et avaient leur raison d'être dans le voisinage d'objets de couleurs différentes de celles des parents.

Cette simple remarque était pour moi toute une révélation. J'y trouvais la solution d'un des problèmes les plus difficiles de l'époque, celui de la formation des races humaines ...

Mon travail ne peut manquer de soulever des objections. Et d'abord, me dira-t-on, si vos preuves sont sérieuses, comment se fait-il que les savants ne les aient point aperçues? — A cela je réponds que les découvertes scientifiques ne sont point le privilége exclusif des hommes de génie. « Il semble même, dit Louis Racine, que pour mieux humilier ceux qui cultivent les sciences, Dieu ait permis que les plus belles découvertes aient été faites par hasard, et par ceux qui devaient moins les faire. La boussole n'a point été trouvée par un marin, ni le télescope par un astronome, ni le microscope par un physicien, ni l'imprimerie par un homme de lettres, ni la poudre à canon par un militaire. »

En donnant la preuve que le hasard m'a mise sous les yeux, je me conforme à la loi ordinaire. J'imite le pâtre de la vallée qui trouve un couteau en silex ou une fossile rare sur un sol fatigué par les recherches infructueuses des antiquaires.

Je n'ai point la prétention de me donner pour un savant, encore moins pour un littérateur. C'est avouer d'avance que mon modeste écrit offrira des points faibles. J'implore l'indulgence du lecteur qui aura la patience de me lire. Je sollicite même ses lumières dans le cas où ses observations personnelles lui fourniraient des preuves plus concluantes que celles que je mets sous ses yeux, comme je suis prêt d'autre part à lui donner plus de détails sur les endroits obscurs qu'il voudrait éclaircir....

Sincèrement catholique, je condamne d'avance tout ce que ma plume inexpérimentée aurait pu laisser s'échapper d'irrespectueux ou de blessant pour l'enseignement de l'Eglise.

Ces préliminaires posés, je prie Dieu de bénir mon travail, et j'entre immédiatement en matière.

PREMIÈRE PARTIE

CONDITIONS DE LA BEAUTÉ CORPORELLE

On nomme *beau*, en général, tout ce qui, dans la nature ou dans les arts, procure un sentiment d'admiration. Un animal, une plante, un monument sont beaux, quand à la grâce des formes ils joignent le grandiose et surtout l'harmonie des proportions On distingue plusieurs espèces de beau : le beau intellectuel qui se révèle dans la pensée et dans les œuvres littéraires de l'homme; le beau moral qui se manifeste dans ses actions et ses sentiments; le beau matériel ou physique qui appartient à la nature morte ou organisée. C'est de ce dernier genre de beauté que nous allons nous occuper; encore ne l'envisagerons-nous que dans la nature humaine.

Pour qu'un homme soit beau, physiquement parlant, les artistes lui veulent quatre conditions : une taille convenable, de justes proportions, un riche coloris, de la grâce. Disons un mot de chacune d'elles.

CHAPITRE Ier

DE LA TAILLE

La taille n'a rien de fixe, mathématiquement
parlant; néanmoins elle doit être circonscrite
entre cinq pieds et demi et six pieds pour
l'homme, et pour la femme avoir quelque chose
de moins. Ce sont là les proportions des plus
beaux hommes ou des plus belles femmes que
l'on rencontre dans le cours des siècles. Ainsi
notre pied droit, qui longtemps a servi d'unité à
nos mesures de longueur et qui est à peu près
le tiers du mètre, a été pris, dit-on, sur la lon-

gueur du pied de Charlemagne, l'un des plus beaux hommes de son temps ; et comme, d'après les peintres, tout homme bien fait doit mesurer en taille six fois la longueur de son pied, il s'ensuit que Charlemagne avait six pieds ou deux mètres de taille. Adam, notre premier père, quand il sortit des mains de Dieu ; Jésus-Christ, quand il eut atteint son plein développement, avaient cette taille d'après Billuart et un grand nombre d'autres théologiens. D'après Nicephore, le Fils de Dieu n'aurait eu que cinq pieds huit à neuf pouces. Ce sont là les proportions typiques de notre nature. Toute dérogation en ce point se fait au détriment de la noblesse ou de la grâce du sujet.

L'homme, en effet, loin d'être isolé dans le monde, est coordonné à la création tout entière. Il a une relation nécessaire avec les végétaux dont il se nourrit, avec les animaux qui le servent, avec les astres qui l'éclairent, avec la terre qui lui sert de palais. Or, tous ces objets ont été créés avec poids et mesure, et la terre en particulier, qui devait lui servir de demeure, a été bâtie avec des dimensions prises à la ligne et au compas, pour parler le langage de l'Ecriture (*Job,* cap. xxxviiii, v. 5). La taille de l'homme est donc relative, et ne saurait perdre sa mesure primordiale sans diminuer d'autant les rapports d'harmonie qui unissent ce dernier à la création tout entière. Voilà pourquoi, ni les géants, ni les nains, même les mieux faits, ne peuvent être des types de beauté, les premiers par excès, les seconds par défaut de taille.

On cite sur ces deux genres d'hommes de curieux écarts de la nature. Le Goliath de l'Ecriture qui fut vaincu par David dépassait six coudées ou onze pieds. Le poids de sa cuirasse était de cent vingt livres. Sa lance était une longue tige de bois de la grosseur de l'arbre de couche autour duquel les tisserands enroulent leur toile, et la pointe en était armée d'un fer tranchant du poids de douze livres. Og, roi de Bazan, était encore plus monstrueux. Le lit de fer dont il se servait, et qui était fait à sa me-

sure, avait neuf coudées de longueur, sur quatre de largeur (*Deut.*, iii, 2). Ces deux exemples sont tirés de l'Écriture. En voici d'autres moins certains tirés de l'histoire profane. Pausanias parle du géant Astérius, fils d'Enac, long de dix coudées et dont le tombeau se voyait près de Milet. Protésilas en trouva un dans l'île de Cos de onze coudées. Ménecrate en découvrit un à Stire dont le crâne put contenir deux amphores de vin. Philostrate rapporte qu'on en découvrit un sur le promontoire de Sigée, de vingt coudées de hauteur. Cette dernière mesure est évidemment exagérée, ainsi que celles attribuées par Thomas Fasellus à plusieurs hommes ayant dix-huit et même vingt coudées de hauteur. « Ce sont ces géants, dit un historien mo-
« derne, que certains savants ont désignés sous
« le nom de race cyclopéenne et dont les cons-
« tructions singulières, connues sous le nom de
« monuments cyclopéens, se retrouvent en Asie,
« en Grèce, en Italie et en Espagne. » On com-

prend facilement ce que de pareilles masses doivent avoir de disgracieux et d'anormal.

Si le géant pèche par défaut de grâce, le nain tombe dans l'excès opposé. Il manque de noblesse. Les grecs nous ont fait d'amusants récits sur ce genre d'hommes. Ils croyaient à l'existence d'un peuple qu'ils nommaient *pygmées*, c'est-à-dire *hommes d'une coudée;* c'étaient de très-petits hommes, qui n'étaient plus visibles au milieu d'un champ de blé, et qui passaient une partie de leur temps à se défendre contre des grues. Ce sont là des fables. Mais si les nains n'existent pas à l'état de races, on ne peut nier néanmoins qu'on en trouve de fréquents exemples. Ainsi Julia, petite fille d'Auguste, avait, pour lui servir de divertissement, une de ces petites créatures dont la taille n'excédait pas deux pieds. Au moyen-âge, il n'était si mince hobereau qui n'en eût pour lui servir de page. Henri II, roi de France, en possédait un d'une telle petitesse, qu'on le portait dans une cage à perroquet. Nicolas Ferry, dit

Bébé, fut présenté au baptême dans une as-
siette garnie d'étouppes et eut un sabot rem-
bourré pour berceau. Au dix-septième siècle
un personnage fameux de cette espèce, connu
sous le nom de Jeffery Hudson, fut présenté à
la reine Henriette dans un pâté. A trente ans sa
tête n'allait pas jusqu'au genou d'un homme de
taille moyenne. Un jour de fête à la cour, on le
vit sortir, à la grande surprise des spectateurs,
de la poche d'un employé du palais qui était
d'une taille colossale. Louis XIV, qui avait l'a-
mour et l'instinct du beau, supprima la charge
de nain du roi et les bannit de la cour de
France.

CHAPITRE II

PROPORTIONS DU CORPS

A une taille bien prise et bien distribuée, également éloignée de celle du géant et du nain il faut joindre l'harmonie des parties qui com-, posent le corps humain, une juste proportion de chaque membre. Berthe, fille de Caribert, était une des beautés de son temps, mais elle avait un pied plus long que l'autre. Ce vice de conformation suffit pour diminuer d'autant les charmes de la princesse, appelée pour cela Berthe-au-long-pied. Artaxercès était l'un des plus beaux hommes de l'Orient. Il avait la main droite plus longue que la main gauche, défaut qui le fit parvenir à la postérité sous l'épithète railleuse d'Artaxercès-longue-main. Alexandre-le-Grand à un physique admirable joignait un vice de maintien, celui de tenir toujours sa tête penchée sur son épaule gauche. Ovide aurait eu une physionomie agréable sans les dimensions de son nez qui lui couvrait la moitié du visage. On ne le nommait qu'*Ovidius Nazo.*

A part Jésus-Christ, œuvre du Saint-Esprit, à part Adam, ouvrage des mains de Dieu, on ne trouve aucun homme, peut-être, dont les proportions du corps soient irréprochables. « Aussi est-ce à l'art du dessin, bien plus qu'à la nature, dit Buffon, qu'on les a demandées. Le sentiment et le goût ont fait ce que la mécanique ne pouvait faire. On a quitté la règle et le compas pour s'en tenir au coup d'œil; on a réa_lisé sur le marbre toutes les formes, tous les contours du corps humain, et on a mieux connu la nature par sa représentation, que par la nature elle-même. Dès qu'il y a eu des statues, on a mieux jugé de leur perfection en les voyant qu'en les mesurant. C'est par un grand exercice de l'art du dessin, et par un sentiment exquis, que les grands statuaires sont parvenus à faire sentir aux autres hommes les justes proportions du corps humain. Les anciens ont fait de si belles statues que, d'un commun accord, on les a regardées comme la représentation la plus exacte du corps le plus parfait. Ces statues, qui n'étaient d'abord que des copies, sont devenues des originaux, parce que ces copies n'étaient point faites d'après un seul individu, mais d'après l'espèce humaine entière bien observée. C'est donc sur ces modèles qu'on a pris les mesures du corps humain. »

Un auteur plus récent ne partage pas le sentiment de Buffon sur ce point. Il croit que les belles statues que la Grèce nous a laissées ne sont que la reproduction exacte de la nature. Ecoutons-le : « Malgré tous les malheurs d'une décadence sociale qui devait aboutir à plusieurs siècles d'asservissement, les Grecs ont conservé de nos jours les caractères physiques de leurs ancêtres. Chacun sait que le plus beau développement du front, la plus belle forme du crâne humain, est celui que nous retracent les œuvres de la sculpture grecque. On avait supposé que les magnifiques têtes au noble profil que l'on admire dans les statues des Grecs n'étaient pas la reproduction exacte de la nature, et que certains traits avaient été exagérés dans le sens de la beauté idéale. Mais on a trouvé de nos jours des crânes d'anciens grecs qui, sous le rapport des proportions et des contours généraux de la tête, démontrent que, chez les artistes de la Grèce, la statuaire antique n'était pas allée au-delà de la nature, et qu'elle n'avait fait que s'inspirer des types vivants. L'Apollon du Belvédère peut donc être considéré comme un modèle seulement un peu idéalisé par l'art de la physionomie générale des anciens Grecs. » (*Louis Figuier, Races humaines, art., famille grecque.*)

Voici quelques-unes des proportions assignées par Buffon à un beau type. Un corps bien fait doit selon lui avoir une taille de quatre fois sa coudée, et de vingt-quatre fois sa palme.

Cette même taille doit être de six fois la longueur du pied, et de dix fois la hauteur de la figure, à partir du menton jusqu'à la naissance des cheveux. Les deux bras étendus doivent mesurer une longueur égale à la taille, et les jambes doivent former la moitié de la hauteur totale du corps. — Quelques saints pères nous ont fourni d'autres mesures prises sur les dimensions de l'arche de Noé. Elle avait trois cents coudées de longueur, cinquante de hauteur et trente de largeur; en d'autres termes, sa longueur contenait six fois sa largeur et dix fois sa profondeur. Telles sont, dit saint Augustin, les proportions d'un homme bien fait; sa taille doit égaler six fois la largeur et dix fois la profondeur de sa poitrine, la largeur étant prise en sens horizontal de l'une à l'autre épaule, et la profondeur s'étendant en ligne droite des reins à la poitrine....

De toutes les parties du corps, la tête est celle qui contribue le plus à la beauté de l'homme. Elle doit avoir quatre fois la longueur du nez à partir du menton jusqu'à son sommet. Le nez lui-même ne doit être qu'un trentième de la hauteur totale du corps, et la tête qui a quatre fois cette longueur doit être ainsi formée : de son sommet à la naissance des cheveux, il doit y avoir une longueur de nez; de la naissance des cheveux à la racine du nez une autre longueur de nez. Celui-ci doit former la troisième longueur, et la quatrième commence au-dessous du nez pour finir au bas du menton.

Une chose qui rehausse sigulièrement la beauté de la tête est le développement de l'angle facial. On appelle ainsi, d'après Camper, un angle formé par la réunion de deux lignes dont l'une s'abaisse verticalement du point le plus saillant du front sur le bord des dents supérieures, et dont l'autre s'étend horizontalement du conduit de l'oreille à la naissance des fosses nazales. Camper nomme la première, ligne *faciale,* parce qu'elle suit la direction de la face, et l'autre *palatine,* parce qu'elle suit la direction du palais de la bouche. Dans une tête d'Européen bien conformée, la ligne faciale rencontre la ligne palatine sous un angle presque droit (85 à 90 degrés). Lorsque l'angle est absolument droit (90 degrés) et la ligne qui mesure la hauteur de la face parfaitement verticale, la tête a la plus belle forme possible; elle est le plus voisine possible de ce degré conventionnel de perfection qu'on nomme le beau idéal. La ligne faciale s'incline-t-elle en arrière, elle forme avec la palatine un angle plus ou moins aigu et saillant en avant, dont le *sinus* diminue à mesure que l'inclinaison augmente; et si l'on passe de l'homme aux singes, puis aux quadrupèdes, aux oiseaux et aux poissons, on voit cette ligne faciale s'incliner de plus en plus en arrière, et enfin devenir presque parallèle à la ligne palatine, comme dans les reptiles. Si, au contraire, on remonte de l'homme aux dieux, dont les anciens nous ont transmis les images, on voit la ligne faciale s'incliner en sens inverse. L'Apollon du Belvédère dépasse 90 degrés.

Camper va plus loin. Il prétend que non-seulement le développement de l'angle facial donne le degré de beauté de la tête, ce qui est très-vrai, mais encore le degré d'intelligence, ce qui est contesté par plusieurs auteurs ; il faut avouer au moins que cette dernière théorie a contre elles de nombreuses exceptions....

CHAPITRE III

DU TEINT

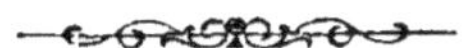

Une troisième condition de la beauté consiste dans la richesse du teint. Il faut que les tissus du corps humain flattent les yeux par la délicatesse de leur carnation; il faut surtout que les tons y soient agréablement mêlés. Il y a mille nuances différentes qui brillent dans les yeux, sur les cheveux et le visage de chaque individu, et qui par degrés insensibles varient du blanc Caucasien au noir d'ébène de l'Ethiopien. Ce sont ces nuances qui ont servi de base à la plu-

part des naturalistes pour diviser les hommes
en différentes races. Cuvier en admettait trois
qui sont : la blanche ou caucasique, la jaune
ou mongolique, la nègre ou éthiopique. Blumenbach y en a joint deux autres, l'américaine
ou cuivrée, et la malaise ou olivâtre.

La race caucasique, à laquelle nous apparte-
nons, tire son origine du groupe de montagnes,
situées entre la mer Caspienne et la mer Noire,
où elle a pris naissance, et d'où elle s'est répan-
due en rayonnant dans les lieux qu'elle occupe.
Les peuples du Caucase, les Géorgiens et les
Circassiens en offrent le type. Elle se distingue
entre toutes les autres races par la beauté de
l'ovale qui forme sa tête, la belle proportion de
son corps, la grandeur de l'angle facial qui varie
de 80 à 90 degrés. Son nez long et droit, parfois légèrement aquilin; la longueur de ses cheveux fins et flexibles, variant par la coloration
du blond d'aurore au brun sombre; sa peau
blanche et satinée, ses joues colorées et ses
lèvres vermeilles ne permettent de la confondre

avec aucune autre race. Elle a donné naissance
aux peuples les plus éclairés et les plus célèbres
dans les arts et les sciences, tels que les Grecs,
les Romains et les nations modernes de l'Europe.

Les peuples de la Suède et de la Norwége,
après les Géorgiens et les Circassiens, fournissent les types les plus purs de cette race; leur
taille est élevée, leur peau d'une blancheur parfaite, leurs cheveux longs, lisses et d'un blond-
clair, leurs yeux bleu de ciel. Les Russes, les
Anglais, les Allemands, les Danois, ont la peau
d'une blancheur moins pure, et les cheveux
d'un blond plus foncé. Les Français tiennent
le milieu entre les peuples du nord et ceux du
midi. Leur peau se nuance de teintes plus rembrunies, leurs cheveux sont moins blonds que
châtains et bruns. Les Espagnols, les Italiens,
les Turcs et les Portugais ont le teint plus brun,
la barbe et les cheveux le plus souvent de couleur noire. Enfin les Arabes, les Maures et les
Abyssins ont les cheveux plus ou moins noirs
et crépus, la peau plus ou moins rembrunie, et

pourraient servir de passage entre la race caucasique et la race nègre.

Celle-ci occupe la plus grande partie du centre de l'Afrique, depuis la chaîne de l'Atlas jusqu'au cap de Bonne-Espérance. On la retrouve encore à Madagascar, dans la Nouvelle-Guinée et dans plusieurs îles de l'Océan pacifique. Elle comprend les familles éthiopienne, cafre, melanienne, hottentote, etc. Les hommes qui la composent ont le teint noir ou noirâtre, la tête petite et déprimée, les cheveux crépus et laineux, le nez épaté, de grosses lèvres, le menton en forme de museau comme les singes et un angle facial de soixante à soixante-quinze degrés. Voilà les principaux caractères de cette race. Mais si on la regarde de près, on y trouvera, dit Buffon, autant de variétés que dans la race blanche; elle a comme celle-ci ses tartares et ses circassiens, et nous fournit graduellement toutes les nuances, depuis le brun foncé de l'Abyssin jusqu'au noir de suie de l'habitant du Congo.

La race mongolique a son centre sur les plateaux de la Grande-Tartarie et du Thibet, et l'on est fondé à penser que primitivement elle a peuplé tout le continent d'Amérique en passant par les îles Kouriles ou le détroit de Berings. On la reconnaît à ses pommettes saillantes, à son visage carré et aplati, à ses cheveux droits et noirs, à sa barbe grêle. Elle a le nez enfoncé à sa racine, quelquefois aquilin, mais le plus souvent gros et épaté, avec les narines ouvertes sur le côté, les yeux placés obliquement, les lèvres grosses et l'angle facial variant de 76 à 85 degrés. Elle comprend toutes les nuances du *jaune,* depuis les tons les plus pâles du brun foncé jusqu'aux couleurs les plus voyantes du blanc safrané. Les Chinois et les Kalmouks sont les types les plus tranchants de cette race....

La race *américaine* se distingue par son teint couleur de brique ou de cuivre, d'où lui vient son nom de race *cuivrée.* On l'appelle aussi *race rouge* ou peaux-rouges, à cause de la couleur de sa peau. Elle comprend la plupart des peuples indigènes de l'Amérique, tels que les Hurons et les Iroquois, dans le Canada; les Osages et les Sioux dans les États-Unis; les Aztèques dans le Mexique, les Mosquitos dans le Quatemala, les Péruviens dans le Pérou, les Araucans dans le .Chili, enfin les Patagons au sud de l'Amérique. Pour les traits du visage, ils ont beaucoup de conformité avec la race mongolique, ce qui fait supposer que primitivement l'Amérique aurait été peuplée par des colonies de la race jaune. Ce sentiment acquiert d'autant plus de probabilité, que les Esquimaux, voisins de l'Asie par le détroit de Bérings, ont encore tous les caractères squeletiques de la race mongolique et sont jaunes comme elle.

La race malaise ou olivâtre, que quelques auteurs appellent aussi la race *brune*, semble un mélange de la race nègre et de la race mongolique. Elle a le teint d'un jaune sale tirant sur le vert d'olive, ce qui lui a fait donner le nom d'olivâtre. Elle a beaucoup des caractères de la race jaune et de la race noire pour la configuration de la tête et des membres. Elle habite spécialement la presqu'île de Malacca, les Moluques et les îles de la Sonde. Les Papous à l'aspect si repoussant sont une branche de cette race. Leur angle facial varie de 60 à 69 degrés, comme celui de l'orang-outang. Il est difficile de saisir leur teint naturel sous la multitude de figures et de lignes colorées qui leur couvrent le corps.

Ces notions étant données, il nous reste à examiner quel est le plus beau teint de ces cinq races.....

Des savants n'ont point craint d'avancer que la beauté était chose arbitraire, et ils s'appuient sur ce fait qu'un grand nombre de peuples ont là-dessus des idées différentes. Ainsi, disent-ils, le blanc que nous aimons est la couleur du diable chez les nègres. Le jaune paraît au chinois la plus distinguée des couleurs, parce que c'est celle de leur dragon emblématique. Les Américains lui préfèrent le rouge, et les Papous ne voient rien au-dessus d'une peau sillonnée de lignes et de dessins colorés, comme une mosaïque ou comme le test écailleux du tatou. En théorie cette raison est spécieuse; elle aurait de la valeur si l'on pouvait obtenir ces couleurs dans toute leur beauté, comme cela arrive dans les végétaux et les animaux. Ainsi la rose est rouge et la tulipe jaune, et beaucoup d'amateurs préfèrent ces deux fleurs au lis éclatant de blancheur. Mais chez l'homme les choses ne se passent pas ainsi. Les teintes jaunes, rouges ou brunes des peuples de l'Asie, de l'Afrique et de l'Amérique sont en général mal fondues, ont très-souvent un aspect repoussant; et ce nous est un motif suffisant d'affirmer que, dans l'état présent des choses, la beauté ne saurait être arbitraire, ni décidée par le caprice ou le mauvais goût. Non, le teint noir et dégoutant des nègres, pas plus que leurs nez écrasés et leurs fronts comprimés; les têtes plates, longues ou pointues des sauvages de l'Amérique, les lèvres percées des Brésiliens, les grandes oreilles du peuple de

Laos en Asie, ne peuvent être le caractère de la beauté. C'est une vérité qui saute aux yeux de tout homme de bon sens. C'est un fait qui frappe les animaux eux-mêmes. « Tous les voyageurs rapportent, dit Bernardin de Saint-Pierre, que quand les lions ou les tigres affamés attaquent de nuit quelque caravane, ils se jettent d'abord sur les animaux et ensuite sur les indiens ou les noirs. Ils n'attaquent les blancs qu'en dernier lieu. La figure européenne, avec sa simplicité, leur en impose beaucoup plus que défigurée par les caractères africains ou asiatiques. »

C'est donc dans la race blanche qu'il faut chercher la couleur typique de la beauté humaine. Deux nuances se la disputent, la brune et la blonde. Ainsi des cheveux noirs comme le plumage du corbeau, des yeux marron, un teint bazané, voilà ce qui séduit les arabes, voilà ce qui excite la verve de certains romanciers ou poëtes. Andromède, fille de Cephise, roi d'Ethiopie, était brune, et cependant Ovide préconise ses charmes dans ses métamorphoses. L'épouse de Moïse était brune, la fille du roi d'Egypte, mariée à Salomon, avait le même teint, et les saints livres en plusieurs passages vantent la beauté de ces deux femmes. Lépouse des Cantiques se fait gloire d'être brune. *Nigra sum, sed formosa*, et des peintres de renom, fondés sur ce passage, nous représentent la plus belle des femmes, l'incomparable Marie avec une chevelure bien noire, et un teint légèrement bruni par le soleil de Judée. Enfin un voyageur anglais, après avoir trouvé dans la vallée du Nil, au-dessus de Dengola, des arabes d'un noir de jais, n'hésita point à proclamer que c'était le plus beau teint qu'il eut jamais vu. La couleur brune ne manque donc pas de charmes.

Néanmoins la plupart des artistes et des poëtes lui préfèrent la blonde. Une peau bien fine et bien blanche, des yeux bleus, une chevelure d'or, voilà pour eux l'idéal de la beauté. Les Grecs et les Romains préféraient ce teint à tous les autres. C'est ainsi que Juvénal parlant des Germains s'extasie en quelque sorte devant l'azur de leurs beaux yeux et l'or brillant de leurs blondes chevelures :

Cœrula quis stupuit Germani lumina flavam
Cœsariem !...

Les Gaulois, nos ancêtres, étaient une branche de ces Germains. Rien de délicat comme la blancheur de leur teint. Aussi les Grecs les avaient-ils surnommés *Galates* ou hommes blancs comme le lait. « Sortis par les gorges de la mer Caspienne et du Caucase, dit Paul Diacre, ils arrivent vers les bords de l'Océan, ces peuples à la peau blanche, aux cheveux d'aurore, aux yeux d'azur. » « Des yeux bleus, un regard fier, une chevelure d'or, un corps robuste, une taille haute, voilà, disait Tacite, les traits qui les distinguent. » Leur chevelure surtout était merveilleusement belle. Nos premiers ancêtres et en particulier nos rois la conservaient tout entière comme leur plus bel orne-

ment, et les peuples de la Gaule chevelue ex-
cluaient du trône quiconque s'en laissait dé-
pouiller.... Apollon, le type de la beauté, nous
est toujours représenté par les peintres et les
poètes d'Athènes et de Rome, avec une chevelure d'or flottant au gré des vents, *flavus Apollo.*
Achille, Ménélas, Hector, en un mot tous les
héros d'Homère ont des cheveux brillants
comme de l'or et des yeux bleus comme le ciel.
Ses dieux et ses déesses ont le même cachet de
beauté. Ainsi il désigne toujours Minerve par
l'épithète de déesse aux yeux bleus, *glaucôpis
Athéné.* Le teint blond est donc préférable à
tous les autres, surtout s'il est accompagné de
la grâce.,..

CHAPITRE IV

DE LA GRACE

Celle-ci ne connaît ni principes, ni convention, elle est une dans tous les pays. Elle plaît et ravit sans qu'on sache pourquoi. Aussi peut-on lui appliquer le trait dont Lafontaine achève la peinture de la brillante fille de l'onde :

La Grâce plus belle que la Beauté...

Il n'est pas rare de voir de belles personnes dont les traits offrent les meilleures proportions, la plus belle symétrie ; que l'on contemple avec le plus grand plaisir, mais qui n'excitent point en nous ce sentiment sympathique qui attache le cœur. Ces personnes manquent de grâces. Ainsi Junon et Minerve étaient belles : la première était la reine des dieux, la seconde la reine de la sagesse : toutes deux ont de la grandeur et de la majesté; elles n'ont pas de grâce. D'autres fois nous trouvons des personnes qui, avec moins de noblesse et de beauté, nous charment et nous enchantent. Témoins Andromaque faisant ses adieux à Hector aux portes de Scées. Ces personnes-là ont de la grâce. Qu'est-ce donc que la grâce? C'est quelque chose d'indéfinissable. C'est un charme mystérieux et secret qui fait que l'être heureux qui en est doué séduit instantanément les yeux et les cœurs. « Sans la grâce, a dit une femme qui en possédait malheureusement beaucoup, sans la grâce, la beauté est un hameçon sans appât » « Sans elle, a dit une autre célébrité de ce genre, sans elle la beauté la plus accomplie est comme une fleur riche en couleurs, mais dépourvue de parfum. »

Quels que soient donc les charmes extérieurs d'une personne, sa conversation comme son commerce sera pour nous sans attrait, si on ne peut lui appliquer l'éloge que Boileau donne au plus séduisant des poëtes :

On dirait que pour plaire, instruit par la nature,
Homère ait à Vénus dérobé sa ceinture.

EXEMPLES

DE BEAUX PEUPLES

DE BEAUX HOMMES

DE BELLES FEMMES

Il est rare que toutes ces conditions soient le partage d'un seul individu. Néanmoins on trouve dans le cours des siècles des exemples de ce genre plus ou moins achevés. Ainsi les Germains et les Gaulois nos ancêtres étaient remarquables sous ce rapport. Tous les historiens de Rome se sont accordés à vanter leurs belles formes et leur beauté proverbiale. J'en dirai autant des Grecs qui ont servi de modèle au ciseau des Praxitèle et des Phidias. Leurs formes étaient des plus correctes. Dans un voyage en Morée, M. Pouqueville donne une description de la physionomie des Grecs actuels, qui permet de juger de l'étonnante persistance de leur beauté antique, même au sein d'une condition sociale si profondément modifiée :

« Les habitants de la Morée, dit-il, sont généralement grands et bien faits. Leurs yeux sont pleins de feu. Leur bouche est admirablement bien formée et garnie des plus belles dents. Les femmes de Sparte sont blondes, sveltes, et ont de la noblesse dans le maintien. Les femmes de Taygète ont le port de Pallas. La Messénienne se fait remarquer par son embonpoint; elle a les traits réguliers, de grands yeux et de longs cheveux noirs; l'Arcadienne, cachée sous de grossiers vêtements de laine, laisse à peine apercevoir la régularité de ses formes. »

Les Arméniens des deux sexes ont toujours été et sont encore aujourd'hui remarquables par leur beauté physique. Ils ont la peau blanche, les yeux et les cheveux noirs, des traits bien arrondis.

« La beauté des Géorgiennes est proverbiale. Elles habitent le versant méridional du Caucase. Leur physionomie est calme est régulière comme celles dont les marbres antiques de la Grèce nous ont laissé le type immortel.

Le type circassien a dans tout l'Orient grande réputation de beauté, et il la mérite. La plupart des Circassiens se distinguent par une figure d'un ovale allongé, un nez droit et mince, une bouche petite, de grands yeux noirs, une taille bien prise, une tournure martiale, un pied petit, des cheveux bruns, un peau très-blanche. »

Tous les anciens auteurs ont parlé des premiers Perses comme d'une race singulièrement belle et bien faite de corps. Ammien Marcellin parle de la Perse comme d'un pays renommé pour la beauté de ses femmes, et tous les auteurs anciens désignent les Perses comme des hommes d'une belle taille et d'un beau visage.

Les figures que l'on trouve dans les nombreuses sculptures antiques des monuments Persans, à Persepolis, à Ecbatane, et dans plusieurs autres lieux, confirment de tous points ces témoignages. Dans les bas-reliefs de Ninive, qui existent au palais du Louvre à Paris, on reconnaît la pureté des traits et le caractère de beauté qui distinguent les hommes de cette cité antique.

Les Persans modernes sont également fort beaux. Ils ont une grande régularité de traits, le visage ovale, un peu long, la chevelure abondante, de grands sourcils noirs et bien marqués, et ces yeux noirs et très-doux que les orientaux estiment au plus haut degré. »

Les Arabes sont en général beaux et robustes. La couleur de leur peau varie beaucoup. Dans les régions situées le plus au nord, ell e

peut être aussi blanche que celle des Européens. Dans la portion de la vallée du Nil qui
borde la Nubie, les Arabes sont noirs. « Mais,
dit Waddington, ils se distinguent complètement des nègres, par l'éclat de leur couleur,
par la nature de leurs cheveux, par la régularité de leurs traits, par l'expression suave de
leurs yeux humides et par la douceur de leur
peau qui, à cet égard, ne le cède en rien à celle
des Européens. »

On trouve en Amérique des peuples célèbres,
sinon par leur beauté, au moins par leur taille
et leurs formes athlétiques, tels que les Hurons
dans le nord et dans le midi les habitants du
Paraguay et de la Patagonie.

L'Océanie nous fournit aussi de très-beaux
types. « Ainsi, dit Louis Figuier, les Néo-Zélandais sont grands, robustes, de formes athlétiques ; leur taille est communément de cinq
pieds sept à huit pouces, rarement au-dessous.
La couleur de leur peau ne diffère point de
celle des hommes du midi de l'Europe. Leurs

cheveux sont noirs ou rougeâtres, certains individus se saupoudrent la tête avec de la pous-
sière d'ocre. »

« Les habitants des îles Tongas, dit Dumont
d'Urville (*Voyage de l'Astrolabe*) sont, en général,
grands, bien faits et bien proportionnés. Leurs
physionomies sont agréables et présentent une
variété de traits comparable à ce que nous
observons en Europe. Plusieurs ont le nez
aquilin et les lèvres assez minces; presque tous
ont les cheveux lisses. Enfin la couleur de leur
peau est peu foncée, surtout parmi les chefs. Il
est des femmes qui à la taille la plus avanta-
geuse, à la démarche la plus noble, aux formes
les plus parfaites, unissent les traits les plus
délicats, un teint presque blanc ou seulement
bazané... Ils se baignent chaque jour, et s'em-
preignent le corps d'huile de coco parfumé. »

Les Javanais sont aussi fort beaux : « Le
voyageur qui parcourt Batavia, ville principale
de l'île de Java, ne peut regarder sans intérêt,
écrit M. Coppée, la foule bigarrée qui se renou-

velle sous ses yeux. Parmi tant d'hommes à moitié vêtus, il ne voit que robustes épaules, torses fins et musculeux. Il admire le teint mat et bistré de l'Indien, dont la coloration semble varier avec le milieu où il se trouve. Sa couleur paraît *rouge* brique sur le bleu de la mer; elle se revêt de tons violacés et d'un rose tendre près des masses de végétation; elle semble presque noire sur un chemin poudreux. Les enfants qui, complétement nus, s'ébattent en plein soleil, semblent de beaux bronzes antiques, tant leurs formes sont pures et leurs poses gracieuses. Le malais en turban, en veste verte collante, en jupe grise zébrée d'arabesques, a une tête vraiment belle. Sa figure est ovale, ses yeux sont fendus en amande, son nez est fin et droit; sa bouche est ombragée d'une moustache mince, lisse et noire; son front haut et large est admirablement modelé. Tous ne sont pas aussi beaux, mais tous ont de belles formes, de beaux cheveux noirs, soyeux et lustrés. »

A ces exemples de beaux peuples, joignons-en quelques-uns de beaux hommes, En Grèce, on nomme Alcibiade; à Rome Scipion l'Africain, Jules César, Auguste, Vespasien; en France Dagobert dont le nom signifie brillant comme le jour, Charlemage, Philippe le Bel, François premier, et presque toute la famille des Bourbons.....

La beauté de la femme diffère un peu de celle de l'homme. Sa taille doit être moins élevée, son organisation plus délicate, ses formes plus arrondies. L'homme doit briller par la noblesse et la majesté des traits, la femme par le fini des détails et cette expression gracieuse dont la Vénus de Médicis nous offre l'inimitable modèle. Chez le premier la majesté prime la grâce, c'est le contraire chez la seconde. On cite comme types en ce genre Sémiramis à Ninive, Bérénice dans le Pont, Zénobie à Palmyre; en Egypte cette fameuse Cléopâtre dont les charmes puissants mirent tour à tour à ses pieds César et Antoine, ces deux maîtres du monde;

en Grèce cette perfide Hélène, dont les princes troyens disaient au spectacle de ses charmes : « Faut-il s'étonner qu'une aussi belle femme mette en feu l'Europe et l'Asie ; » Carthage nous a donné l'infortunée Didon, Rome Octavie ; la France Brunehaut, Marguerite d'Ecosse, Diane de Poitiers ; l'Espagne, la belle Ferronière etc...

Mais si nous voulons de vrais beautés, allons en Orient, sur les rives de l'Euphrate ou sur les bords du Jourdain. C'est là que le sang d'Heber, sous l'influence de causes que nous énumérerons plus tard, a produit des merveilles en ce genre, merveilles telles qu'Athènes n'en vit jamais de pareilles dans ses fêtes religieuses où accourait le monde entier, que Rome n'en trouva jamais de semblables dans le cours de ses vastes conquêtes.

Quelle beauté en effet que celle de ce fils préféré de Jacob, de ce vertueux Joseph, qui ne peut paraître dans les rues de Memphis sans que de toutes parts on ne franchisse le seuil des maisons pour contempler son auguste visage? Quelle beauté que celle de ce rebelle Absalon qui est sans rival dans tout Israël ? *Sicut Absalon vir non erat pulcher in omni Israël.* Quelle beauté que celle de Saül, de David, de Jonathas, de Salomon ?...

La Bible nous montre parmi les femmes juives des prodiges non moins étonnants. C'est d'abord Sarah qu'à l'âge 90 ans Abraham, son époux, est obligé de faire passer pour sa sœur, de crainte qu'on ne le tue pour la lui ravir. C'est ensuite Thamar, cette fille d'Israël, qui, comme son nom l'indique, a la taille et l'élégance du palmier; c'est Judith, cette veuve d'une beauté si extraordinaire qu'elle jette dans le ravissement les officiers d'Olopherne qui la voient. Notez que ces officiers viennent des contrées orientales situées entre la mer Noire et le golfe persique, contrées qui passent pour avoir le plus beau sang du monde ; et ils s'écrient, en la voyant passer : « Ni aux pieds du Caucase, « ni dans les riches vallées de l'Euphrate, ni sur « les sommets verdoyants de la riante Ecbatane,

« non, nulle part il n'existe de femme d'une
« beauté aussi accomplie: *Non est talis mulier*
« *super terram, in aspectu, in pulchritudine.* »

Esther, que ses chastes attraits élèvent sur le
plus beau trône de l'Asie, nous offre un spectacle non moins étrange. Assuérus, après avoir
répudié l'orgueilleuse Vasthi, fait chercher dans
ses vastes États une compagne digne de sa main
et du trône de Perse.

> « De l'Inde à l'Ellespont ses esclaves coururent,
> « Les filles de l'Egypte à Sure comparurent
> « Celles même du Parthe et du Scythe indompté
> « Y briguèrent le sceptre offert à la beauté. »

Et dans ce concours d'un nouveau genre,
c'est encore une fille d'Israël qui reçoit la palme
de la beauté. Il est vrai qu'elle était merveilleusement belle, belle, dit l'Écriture, au delà de
tout ce qu'on peut concevoir. *Erat enim formosa valde, et incredibili pulchritudine.* (*Esther,* ii, 15).

Mais la plus parfaite, mais la plus belle des
femmes est sans contredit l'auguste mère de

Dieu, l'incomparable Marie. « Elle avait, dit
« Nicéphore, le teint d'un jaune couleur de fro-
« ment, les cheveux blonds, les yeux vifs, l'iris
« de la prunelle d'une teinte olive, les pau-
« pières légèrement arquées et tirant sur le noir,
« le nez long, les lèvres vermeilles, la voix
« douce, le visage ovale, les mains allongées et
« les doigts effilés. » Mais tout cela mélangé de
nuances si délicates, rehaussé de tant de grâce
et de tant de noblesse, que, quand Denys l'Aréo-
pagiste la vit pour la première fois, il faillit se
jeter à ses pieds pour l'adorer, ainsi qu'il le con-
fesse lui-même dans une de ses lettres, la prenant moins pour une mortelle que pour la divinité en personne.

Je sais que quelques auteurs ne partagent
pas ce sentiment. Interprétant faussement
ce passage de l'Écriture qui dit que toute la
beauté de la fille de Sion lui vient de son intérieur : *Omnis gloria filiæ regis ab intus*, ils prétendent qu'extérieurement la sainte Vierge n'a-
vait rien de remarquable ; qu'à l'exemple de

son divin Fils elle était sans grâce et sans beauté corporelle, *non est ei species neque decor,* et que c'est pour ce motif que, dans nos statues du moyen âge, elle est représentée sous les traits d'une éthiopienne.

Cette opinion a contre elle toutes les données de la Bible et des saints Pères. Sans doute la beauté corporelle de la sainte Vierge n'était rien en comparaison de sa beauté morale, qui fait toute sa gloire, néanmoins elle était bien au-dessus de celle des autres femmes. C'était parmi celles-ci comme un beau lis au milieu des épines. Quant à nos statues noires, elles doivent leur origine à deux causes. La première c'est que certains artistes ont voulu traduire ce passage des Cantiques : *Nigra sum sed formosa,* je suis noire, mais je suis belle : la seconde c'est que des statuaires d'une humilité aussi grande que leur foi était vive, sentant l'impuissance où ils étaient d'exprimer dignement, sur le marbre, les traits divins de l'incomparable Marie, y ont renoncé en les colorant en noir, semblables à ce peintre qui, ne pouvant traduire sur la toile la douleur d'une mère, lui jeta un voile sur le visage.

Oui, la plume la mieux exercée, le pinceau le plus habile restent impuissants en face d'un portrait de ce genre. Comment saisir en effet certains traits, les couleurs de la pudeur par exemple, et ce reflet extérieur, fruit de la grâce, qui transfigurait le visage de la très-sainte Vierge, et lui donnait un air des cieux. Jetons donc nos pinceaux et empruntons un instant ceux d'un auteur inspiré pour en donner une esquisse moins imparfaite.

« Que vous êtes belle, ô ma bien-aimée, s'é-crie-t-il, que vous êtes belle. Votre stature est celle du palmier, et votre tête brille comme le diadème des rois. Vos cheveux sont semblables aux toisons soyeuses des chèvres qui paissent sur les sommets du Galaad, et jettent des reflets d'or, aux premiers rayons du jour. Vos yeux sont brillants comme deux saphirs enchassés dans de la blanche ivoire. Ils sont limpides

comme les fontaines d'Hésébéon, et doux comme les blanches colombes qui reposent sur le
bord des fleuves. Vos dents ont l'éclat des blanches brebis qui sortent du lavoir. Disposées
comme une barrière d'ivoire, elles sont toutes
jumelles, il n'en est aucune qui n'ait son égale.
Vos lèvres sont vermeilles comme une bande-
lette de pourpre de Tyr, et le son de votre voix
est agréable comme les notes d'une lyre harmo-
nieuse; le souffle de votre bouche est parfumée
comme l'odeur des pommes d'or; vos joues ont
les couleurs de la grenade, et votre cou, blanc
comme l'ivoire et brillant de pierreries, est élan-
cé comme la tour de David, où sont suspendus
les boucliers des forts. Vos riches vêtements
exhalent une senteur enivrante comme les parfums qui s'échappent des sommets embaumés
du Liban.

« O ma bien-aimée, encore une fois, montrez-
moi votre face, et parlez à mon cœur, car
votre voix m'enchante, et votre visage me
ravit.... »

Tels sont les principaux traits dde l'épouse des Cantique, que la plupart des saints Pères n'hésitent point à appliquer à la très-sainte Vierge.

Son divin Fils lui ressemblait beaucoup, mais le rayonnement de sa divinité donnait à sa personne un air encore plus auguste et plus céleste. Sa taille était d'environ cinq pieds huit pouces au dire de Nicéphore, de six pieds d'après Billuart et d'autres théologiens. Sa chevelure et sa barbe étaient d'un blond sombre, ses yeux d'un beau bleu de ciel. On a de lui un portrait en nature dont voici l'origine. Un artiste s'étant présenté un jour devant le Fils de Dieu, et lui ayant demandé la permission de le peindre, Jésus prit sa toile, se l'appliqua sur le visage, et la rendit à l'artiste avec ses traits très-bien imprimés et parfaitement ressemblants. C'est ce portrait qui est aujoud'hui déposé dans l'église de Saint-Calixte à Rome. Il a le visage de forme ovale, légèrement allongé; la physionomie est douce, grave et mélancolique; la barbe est courte et rare; les cheveux, séparés sur le milieu du front, retombent sur les épaules en deux larges tresses flottantes.

Voici maintenant le portrait scripturaire que nous en donne Salomon au livre des Cantiques :

« Mon bien-aimé est blanc et vermeil, choisi entre mille, sa tête étincelle comme des diamants, brille comme l'or d'Ophir. Sa chevelure est épaisse comme les rameaux du palmier, et brillante comme le plumage du corbeau, ses yeux ressemblent à deux saphirs enchassés dans de l'ivoire éclatante. Ils sont doux comme les blanches colombes qui reposent sur le bord des fleuves; ses joues sont comme un vase d'aromates artistement mélangés; ses lèvres sont de pourpre, et de sa bouche vermeille s'exhale une odeur enivrante. Ses dents ont la blancheur du lait et l'éclat de l'ivoire antique. Ses bras sont comme des cylindres d'or, entourés de chrysolithes de Tharsis. Sa poitrine est comme l'ivoire ornée de rubis; ses jambes comme des colonnes

de marbre qui reposent sur des bases d'or. Beau
comme le Liban, il a la taille élancée du cèdre.
Tel est mon bien-aimé. »

Voilà la peinture la plus achevée que l'on ait
de la beauté matérielle ici-bas. Ce fragment et
le précédent sont tirés de l'épithalame composé
par Salomon à l'occasion de son mariage avec
la fille du roi d'Egypte. Ce sont donc en premier lieu ses charmes et ceux de la princesse
que préconise cette poésie sacrée. Mais l'Écriture a des sens multiples et partant désigne divers personnages. De ce nombre les saints pères
ont rangé Jésus-Christ et son auguste Mère,
dont la beauté, même naturelle, n'eut pas d'égale
ici-bas....

SECONDE PARTIE

Nous avons énuméré dans la première partie les principales conditions de la beauté corporelle de l'homme, et nous avons cité plusieurs exemples de beaux peuples et de beaux hommes. Il nous reste à montrer dans cette seconde partie les causes efficientes de cette beauté. Elles sont de deux sortes : celles qui précèdent ou accompagnent la formation de l'enfant dans le sein maternel, et que l'on pourrait appeler pour cette raison *causes génésiaques*; celles qui suivent sa naissance et accompagnent son développement physique, et que l'on nomme communément causes hygiéniques. Au nombre des premières se trouvent le sang et l'imagination; au nombre des secondes, le climat et la nourriture. Disons un mot de chacune de ces causes et de leur part d'influence.

———

CHAPITRE Ier

CAUSES GÉNÉSIAQUES

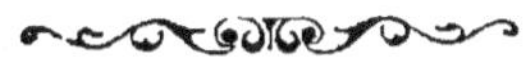

Plutarque dit que c'est une absurdité de vouloir décréditer la noblesse dans l'homme, quand on la recherche pour ses chevaux ou pour ses chiens, que dis-je, quand jusque pour les arbres de son verger ou les légumes de son jardin, on a recours aux meilleures semences. Xenophon est du même avis. Pour l'homme comme pour toute chose, écrit-il, pour avoir bon, il faut le tenir de bonne souche. Aristote dans sa politique ne voudrait fonder un État qu'avec des gens de distinction, les enfants héritant toujours des qualités des parents. Enfin Horace ne fait que donner le prestige de la poésie à une vérité banale, quand il écrit : « Les héros naissent des « héros. On retrouve dans les chevaux, on re- « trouve dans les taureaux les qualités de leurs « pères, et l'aigle cruel jamais n'engendra la ti- « mide colombe. »

Ainsi, tel père, tel fils, voici la règle générale au physique comme au moral. Ceci étant, il est clair que, si le roi des dieux, Jupiter par exem- ple, vient à s'unir à la belle Latone, comme l'ont écrit les Grecs, le fils qui naîtra de cette union incomparable ne pourra qu'être un prodige de beauté, l'immortel Apollon; comme il est naturel que de Vénus et d'Anchise, il naisse un prince de la beauté d'Enée. Virgile nous montre dans ses Champs-Élysées plusieurs grands personnages, entre autres les fils du ma- gnanime Teucer. Tous les trois ont les traits de leur père, et une autre illustration de ce genre,

Aventin y reflète la beauté du héros dont il descend : *Satus Hercule pulchro pulcher Aventinus.* Homère ne manque jamais d'accoler au nom de tous ses guerriers celui de leur père. C'est ainsi que sous sa plume le vainqueur d'Hector s'appelle Achille, *fils de Pélée.*

C'est donc un fait avéré que l'homme hérite des qualités et des traits de ses parents, pourvu qu'une cause du genre de celles que nous énumérons au chapitre suivant, ou qu'une union regrettable, comme un mariage entre parents, ne vienne pas contrarier le cours régulier de la nature. Ecoutons sur ce dernier point le comte Joseph de Maistre.

« Quelle loi, écrit-il, quelle loi dans la nature entière est plus évidente que celle qui a statué que tout ce qui germe dans l'univers désire un sol étranger ? La graine se développe à regret sur ce même sol qui porta la tige dont elle descend ; il faut semer sur la montagne le blé de la plaine, et dans la plaine celui de la montagne ; de tous côtés on appelle la semence lointaine. La loi dans le règne animal devient plus frappante, aussi tous les législateurs lui rendirent hommage par des prohibitions plus ou moins étendues. Chez les nations dégénérées qui s'oublièrent jusqu'à permettre le mariage entre des frères et des sœurs, ces unions infâmes restèrent stériles ou produisirent des monstres. La loi chrétienne, dont l'un des caractères distinctifs est de s'emparer de toutes les idées générales pour les perfectionner, étendit beaucoup les prohibitions; s'il y eut quelquefois de l'excès en ce genre, c'était l'excès du bien, et jamais les canons sur ce point n'égalèrent la sévérité des lois chinoises. Dans ce vaste empire, il n'y a que cent noms, et le mariage y est prohihé entre toutes les personnes qui portent le même nom, quand même il n'y a plus de parenté. » (De Maistre, livre *du Pape*. Chap. VII, art. 1.)

Sans doute que des circonstances extraordinaires exigent quelquefois ou permettent au moins des dispositions extraordinaires, mais ces cas doivent être rares; et quand la nécessité

nous les impose, il faut imiter l'exemple des patriarches. Obligés de se choisir une épouse dans
leur parenté, ils s'en vont la chercher, comme
Isaac et Jacob, sur un sol étranger, sur un climat lointain, où aura dû s'opérer après de
longues années une sorte de rénovation du
sang, capable d'amortir les effets pernicieux de
ces alliances regrettables.

C'est beaucoup qu'une union sagement as-
sortie. Ce n'est pas tout, si l'enfant n'en reçoit
un germe immaculé. C'est un principe reconnu,
dit de Maistre, que tout être qui a la faculté de
se propager ne saurait produire que son semblable. *Omne animal generat simile sibi,* à part
néanmoins le cas d'*atavisme*. On appelle ainsi
le retour au type primitif, quand il y a eu dévia-
tion dans une ou plusieurs générations. Un
nègre par exemple épouse une femme blanche
et en a un enfant blanc, comme Pline en cite
un trait dans son histoire naturelle ; l'enfant blanc
a son tour se marie avec une femme de sa couleur et produit un nègre : ce phénomène s'ap-

pelle *atavisme* ou *saut en arrière*. La ressemblance qu'une cause particulière a empêché d'exister avec le père, se produit avec le grand père ou le bisaïeul. Ce retour au type primitif est très-fréquent chez l'homme et chez les animaux, quand la cause qui l'a modifié dans un où plusieurs individus vient. à cesser, et que ce type est profondément enraciné dans la race. Nous ne pouvions le passer sous silence. Mais à la réserve de ce cas particulier qui a sa raison d'être dans le sang générateur, et qui constitue une exception plus apparente que réélle, nous ne pouvons que confirmer l'axiôme cité plus haut. *Omne animal generat simile sibi.* Car c'est sur ce principe universellement admis que repose l'ennoblissement comme la dégénérescence des races. On conçoit en effet, que si un homme vient à s'élever comme Abraham, au-dessus du vulgaire qui l'entoure, il transmette à ses enfants l'élévation où il est parvenu. Un être au contraire vient-il à se dégrader, sa postérité ne sera plus semblable à l'état primitif de cet être, mais bien à l'état où il a été ravalé par une cause quelconque. Or il est telle prévarication ou telle suite de prévarications qui peuvent rendre l'homme non-seulement infirme ou idiot, comme nous en fournissent malheureusement trop de preuves nos hôpitaux d'enfants trouvés, mais encore le dégrader absolument, comme on le voit chez les sauvages. De là vient que l'Écriture promet l'état le plus florissant à la descendance des époux vertueux : « Leurs fils, dit-elle, ont la vigueur des jeunes plantations, et leurs filles ont la beauté des riches statues de nos temples, — *Quorum filii sicut novellæ plantationes, filiæ eorum compositæ ut similitudo templi* (*Ps.* 143, v. 12). S'agit-il au contraire de la filiation des impies, la Bible voit, dans leur descendance, un témoignage irrécusable de l'infamie des parents : *Ex iniquis somnis filii qui nascuntur, testes sunt nequitiæ adversus parentes.* (*Sap.* iv, 6).

Les sages de l'antiquité avaient entrevu cette vérité; ils croyaient comme les prophètes que

les vices moraux et physiques se transmettent
des pères aux enfants, et, par une suite naturelle de cette croyance, ils avertissaient l'homme d'examiner soigneusement la disposition de
son corps et l'état de son âme, avant de prendre place sur la couche conjugale. Écoutons
là-dessus le coryphée du paganisme. « Pendant
toute sa vie, dit Platon, mais surtout au moment de devenir père, l'homme doit éviter tout
ce qui engendre des maladies ou provoque des
passions. Autrement ces affections morbides
se transmettent au corps et à l'âme de ses enfants, et les marquent d'une empreinte indé-
lébile. (*Plato. De legibus*, Lib. VII.)

A l'appui de cette thèse nous avons des exemples bien frappants.

Ainsi le patriarche Jacob eut douze fils, et
tous les Pères ont remarqué que les deux derniers, Joseph et Benjamin, furent les plus beaux
et les plus vertueux; et cela, disent-ils, parce
que ce digne époux de l'incomparable Rachel
les eut dans sa vieillesse, époque de sa vie où

son âme, morte aux passions, et tout absorbée en Dieu, vers lequel il tendait comme au terme de son pèlerinage, avait revêtu quelque chose de céleste et de divin qu'il transmit à ses deux derniers enfants.

Salomon est certainement le prince le plus accompli qui ait jamais existé. Doué de tous les dons du corps et de l'esprit, c'était un prodige de la nature. Il se vante lui-même d'avoir reçu du ciel une âme d'une dignité exceptionnelle. *Sortitus sum animam bonam.* Mais cette âme de choix, il la dut à ce fait, que ses pieux parents lui avaient transmis d'abord un corps immaculé. *Deveni ad corpus incoinquinatum.* Ce mot d'*immaculé*, en latin *incoinquinatum*, admet des sens divers. D'après certains auteurs, ce serait un corps sans défaut matériel et apparent. Bernardin de Saint-Pierre est favorable à ce sentiment, quand il affirme que la beauté corporelle est toujours le signe du talent ou le gage de la vertu. Cette thèse peut avoir du vrai : mais il ne faut pas la généraliser, car elle souffre de nombreuses exceptions. Que d'hommes en effet qui, comme Socrate, cachent, sous un physique pitoyable, les dons les plus excellents du cœur et de l'esprit. La rose sort du buisson, et la perle est voilée sous l'écaille de l'huître. La nature aime ces contrastes. Elle déposera par exemple la flamme du génie sous la figure la plus ingrate, et laissera privée d'encéphale une tête douée de la forme la plus admirable. Ce phénomène est même assez habituel. Aussi d'autres auteurs, à notre avis mieux inspirés, n'hésitent point à donner au mot *incoinquinatum* un sens plus spirituel et plus profond. Ce serait selon eux un corps bien constitué dans ses éléments rudimentaires, abstraction faite de la forme extérieure. C'est, si vous voulez, un métal mal moulé, mais ce métal est de l'or. Le fonds en est riche, malgré la pauvreté de la figure en relief. Ainsi en est-il du corps humain. Son plus grand prix lui vient de la richesse de son organisation, qui peut exister indépendamment de la beauté de sa configuration. Cette dernière n'en est pas l'accompagnement obligé : elle en est cependant l'accessoire le plus précieux. On n'est une personne accomplie qu'à la condition de réunir les deux. Saint Bernard était tout à la fois l'homme le plus savant, le plus vertueux et le plus beau de son siècle. Il en fut de même de Salomon ; il ne reçut du ciel une âme d'élite, que parce qu'il tenait de ses parents un corps parfait sous tous rapports (*Sap.* viii, 19).

« Car il est indubitable, dit le docteur angélique, que Dieu nous donne une âme d'autant plus excellente que nous recevons des auteurs de nos jours un corps plus avantageusement doué » (S. Thomas, quest. 85 art. vii).

Ainsi dans ce sentiment Dieu crée les âmes de choix pour les corps les mieux organisés, comme l'orfèvre enchasse ses beaux diamants dans le métal le plus précieux, comme le joaillier met dans un bel écrin ses plus riches pierreries.

Dans le sentiment de Durand, qui veut que toutes les âmes soient égales et que les individus ne soient différenciés que par les qualités des corps, la bonne organisation de ce dernier ne serait pas d'une moindre importance, puisque l'individu lui devrait sa supériorité comme le foyer doit la supériorité de sa flamme à la qualité du bois qui l'alimente.

L'excellence de l'âme, on le voit, dépend d'une certaine façon de l'excellence du corps ; et celle-ci à son tour dépend de l'excellence des dispositions de ceux qui nous communiquent la vie. « Donc, sache-le, ô mon fils, dit l'ange Raphël au jeune Tobie, quand il fut sur le point de s'unir à Sarah, fille de Raguel, ceux qui embrassent le mariage de manière à bannir Dieu de leur cœur, comme des brutes qui ne pensent qu'à satisfaire leur passion, ceux-là le démon a pouvoir sur eux. Ils ne sont point sains de corps et d'esprit, et ne sauraient espérer d'engendrer des enfants qui le soient. Ne les imite pas. Mais plutôt, après que tu auras épousé cette jeune fille, vis avec elle dans la continence durant trois jours, et tous les deux pendant ce temps-là ne songez qu'à prier le

Seigneur ; et le troisième jour, en récompense de votre continence et de vos prières, vous recevrez du ciel une bénédiction particulière pour avoir des enfants sains de corps et d'esprit » (*Tob., cap.* VI. *v.* 17)

C'est en souvenir de ce conseil que le saint concile de Trente (*sess.* XXIV. C. I.) exhorte vivement les époux à s'approcher pieusement des sacrements de Pénitence et d'Eucharistie, avant de contracter ou au moins trois jours avant de consommer leur mariage.

O vous donc à qui Dieu a départi la noble mission de continuer son œuvre ici-bas, parents vertueux, priez beaucoup, d'abord pour recevoir en vous l'influence divine, ensuite soyez saints jusque dans vos générations, si vous voulez qu'il vous naisse des enfants marqués par avance d'un sceau divin, et reflétant dans toute leur personne les beautés du Dieu qui illumine vos âmes, comme les pluies du printemps réfléchissent les couleurs du soleil qui éclaire les hauteurs d'où elles descendent.

§ II. — DE L'IMAGINATION

Nous voici maintenant arrivés au nœud de la difficulté, à savoir, quel rôle joue l'imagination dans le conception. Buffon, et à sa suite la plupart des naturalistes modernes veulent que la conception et la formation du fœtus aient lieu dans le sein de la mère sans le secours de l'imagination. Les anciens sont d'un avis contraire. Ils pensaient, dit le savant Dom Calmet, que le corps de l'enfant se forme sous l'influence de l'imagination. *Putabant illi corpus in ventre matris formari ipsius imaginationis vi.* (*Corn. à Lap. Genes.* xxx. *Comm.*).

Valisnieri, célèbre anatomiste italien, cité par Buffon, adopte entièrement ce sentiment. Selon lui, la ressemblance des enfants à leurs parents ne vient que de l'imagination de la mère. La force de cette imagination est si grande et si puissante sur le fœtus, qu'elle peut produire

des taches, des monstruosités, des dérange-
ments de parties, des accroissements extraordinaires, aussi bien que des ressemblances parfaites.

Nous adoptons ce dernier sentiment, en le
faisant suivre néanmoins des restrictions sui-
vantes :

D'abord, nous ne voulons affaiblir en rien ce
que nous venons de dire de l'influence du principe vital, du sang, qui produit toujours son
semblable, selon l'axiôme précité, *omne animal
generat simile sibi*, tant que rien ne vient dé-
ranger le cours de la loi.

Or l'imagination est précisément l'une et la
plus puissante de ces causes qui, sinon toujours, au moins dans une foule de circonstances, viennent modifier les produits de la génération. Elle peut agir diversement, ou dans
le sens de la nature, ou dans un sens opposé.

Si l'imagination agit dans le sens de la nature, l'énergie de cette dernière en est doublée,
et les formes typiques des parents ne font que

prendre une empreinte plus profonde dans l'organisation des enfants. Ce cas est très-fréquent, je dirai habituel. C'est celui de la mère qui, ayant sans cesse son conjoint sous les yeux, finit par avoir l'imagination pleine de lui, et par suite en transmet la ressemblance à son enfant par la double loi du sang et de la pensée.

Si l'imagination agit dans un sens opposé à celui du sang, il se produit des dissemblances qui sont toujours en raison directe de l'impression reçue, et en raison inverse de la distance des formes. Je m'explique.

Ce qui impressionne la mère est ordinairement un désir, une contemplation, une crainte : un désir de posséder un objet qui plaît, un raisin par exemple ; une contemplation, celle d'un singe par exemple ; une crainte ou une frayeur, causée par la vue d'un serpent par exemple ; plus le désir est ardent, plus la contemplation est attentive, plus la frayeur est grande, plus profonde aussi est l'impression reçue, et par suite l'empreinte communiquée.

Ce n'est pas tout, ce désir, cette contemplation, cette crainte peuvent avoir pour objectif
un être semblable au principe générateur,
comme serait le père ou l'ami du conjoint, ou
bien un être tout-à-fait différent, comme ce
dragon de l'apocalypse qui s'avance la gueule
béante vers une femme en couches pour dévorer
le fruit qu'elle va enfanter. Dans le premier cas
l'assimilation est aisée, l'impression de l'imagination se communique facilement au produit de
la conception. Dans le second cas elle est plus
ou moins difficile, parfois impossible en tout ou
partie. C'est alors que se produisent ces monstruosités et ces anomalies que l'on trouve en si
grand nombre dans les annales de la médecine.

Enfin il faut noter que le moment de la conception est l'instant le plus propice à l'assimilation des formes, et que cette facilité d'assimilation diminue à mesure que s'affermissent les
tendres organes du fœtus.

Ces préliminaires posés et dans le sens des

explications données, prouvons maintenant l'influence de l'imagination.

Il est raconté dans la *Genèse* (cap. xxx) que Laban fit avec Jacob une convention en vertu de laquelle tous les agneaux d'une même couleur lui appartiendraient, tandis que ceux qui naîtraient marqués de noir et de blanc deviendraient la propriété de son gendre. Mais pour rendre plus rare le nombre de ces derniers, l'avare beau-père eut soin de ne confier à la garde de Jacob que des brebis et des béliers totalement blancs, pensant bien que les agneaux seraient d'une couleur analogue. Il fut trompé dans son attente, grâce à un stratagème qui fut révélé à Jacob par un ange du Ciel. Sur l'avis de ce messager divin, le rusé patriarche prit des branches vertes de peuplier et d'amandier, enleva l'écorce des premières, laissa les autres intactes, et les croisant ensemble de manière à obtenir un treillis vert et blanc, il les plaça ainsi disposées dans les canaux où venaient s'abreuver les troupeaux.

« Et il arriva, dit l'Ecriture, qu'à l'époque du rut pendant que les brebis étaient couvertes par les béliers, elles avaient ces branches sous les yeux, et concevaient des agneaux, diversement colorés, selon le modèle qu'elles avaient sous les yeux. » (*Genèse*, XXX, 39.)

Une multitude de faits analogues viennent à l'appui de l'expérience de Jacob. Ainsi une personne de ma connaissance a introduit dans sa basse-cour un chapon d'un plumage très-brillant et complétement distinct de celui des poules et du coq. Ses couvées lui ont fourni plusieurs poussins d'un plumage semblable à celui du chapon...

Un fermier a dans la même étable deux vaches, l'une blonde et l'autre rouge. « Or plusieurs fois, dit-il, la blonde m'a donné des veaux rouges, et la rouge des blonds. »

En l'an de grâce 1872, j'ai vu deux chardonnerets des champs bâtir dans le voisinage d'une cage de Canaris et produire une couvée d'un blanc jaune comme le plumage de ces charmants insulaires.

6.

Un grand amateur de pigeons, John Sebrigt,
le plus habile des éleveurs, n'hésite pas à dire :
« En trois ans, je puis produire n'importe quel
plumage qui m'aura été indiqué, mais il me
faut six ans pour façonner une tête et un bec. »
(*Le monde et l'homme primitif.*) J'ignore le procédé employé par cet habile éleveur, mais je le
crois analoge à ceux que je viens de citer, car
saint Isidore de Séville, au livre XII de ses éty-
mologies, écrit que, de son temps, les amateurs
de colombes avaient soin d'en choisir d'un riche
plumage et de les mettre en vue de celles qui
étaient accouplées, pour faire produire à ces.
dernières des sujets de la même beauté.

Saint Augustin rapporte sur les peuples de
l'Egypte un procédé semblable. On sait que ces
idolâtres adoraient le bœuf Apis. Nourri à
Memphis et vénéré dans toute l'Egypte, on
l'honorait par une fête solennelle où les prêtres
le conduisaient en procession. Mais noyé solen-
nellement dans le Nil au bout de vingt-cinq
ans, il devait être remplacé par un autre Hapi,

exactement pareil, qu'on reconnaissait à vingt-
neuf signes distinctifs, entre autres à une tâche
carrée blanche sur le front et à un croissant sur
le côté droit. Le reste de l'animal devait être
noir. Or l'étonnant de la chose, est que cette
parité parfaite, on la trouvait toujours.

« Il n'était pas mal aisé aux démons, écrit
saint Augustin, de reproduire une image exacte
de ce taureau aux yeux de la génisse que l'on
faisait couvrir, de manière à imprimer à son
fruit la ressemblance souhaitée, comme fit
Jacob avec ses baguettes de diverses couleurs,
quand il voulut obtenir des chèvres et des brebis tachetées. Car ce que les hommes peuvent
faire au moyen de corps et de couleurs réelles,
qu'y a-t-il d'étonnant à ce que les démons l'ef-
fectuent au moyen de fantômes ou de couleurs fictives. » (*S. Aug. De civit. lib.* XVIII,
cap. v.)

Cette imagination, qui influe si puissamment
sur les animaux, n'a pas moins d'empire sur les
générations humaines.

« C'est au point, dit Corneille de la Pierre, que certaines femmes blanches ont pu enfanter des noirs par la seule vue ou la seule imagination d'un indivïdu de cette couleur. C'est ainsi que Galien dans son livre à Pison, cite l'exemple d'une femme qui, d'un mari difforme, eut un enfant de toute beauté, pour avoir considéré un beau tableau. Quintilien, ayant à plaider la cause d'une dame romaine, accusée d'avoir criminellement donné le jour à un éthiopien, fit valoir pour sa défense une raison analogue. Les écrits d'Hippocrate relatent que, de son temps, une femme allait encourir la peine de l'adultère pour avoir mis au monde un enfant qui n'avait aucun trait ni de son père légal, ni de sa famille, quand l'illustre médecin réussit à faire absoudre sa cliente, en donnant pour unique preuve de son innocence qu'il existait dans son gynécée un tableau en tout point semblable à l'enfant. » (*Cornel. Comm.* xxx, *Genes.*)

Il n'est donc que trop vrai que l'imagination de la mère a une influence profonde sur le fruit de ses entrailles, « et c'est pour ce motif, dit saint Isidore, que les maris sages prennent tant de soin de tenir leurs femmes nouvellement enceintes, éloignées de la vue des singes et autres animaux difformes, de crainte que leur fruit n'en reçoive quelque fâcheuse empreinte. Car c'est une loi que, dans l'office de la génération, l'âme de la mère s'assimile l'idéal dont son esprit est occupé, ou l'image matérielle qui frappe son regard, et le communique ensuite à son fruit. » (*Ethym.*, liv. XII, ch. I.)

Aussi « il n'est pas rare, dit Pline, que de parents bien conformés, il naisse des enfants privés de quelque membre, et que de parents mutilés il naisse des enfants qui ne le soient pas, ou qui ne le soient pas de la même partie. On voit aussi des signes, des taches et même des cicatrices se reproduire. La marque que les Daces se font au bras se retrouve à la quatrième génération. »

« Toutes ces ressemblances sont dues à l'imagination des parents, sur laquelle influent puissamment plusieurs choses fortuites : ce qui frappe leurs yeux, leurs oreilles, leur mémoire, l'image qui les occupe au moment de la conception. Une pensée qui se présente tout à coup à l'esprit de l'un ou de l'autre suffit pour opérer ou altérer une ressemblance. Aussi les traits varient-ils bien plus dans l'homme que chez les autres animaux. La rapidité des pensées, la vivacité des affections, la variété des sensations produisent des différences infinies : ce qui ne peut avoir lieu dans les autres animaux, où l'âme reste immobile et uniforme dans chaque individu de la même espèce. » (Pline, *Hist. nat.*, liv. VII, c. XII.)

Il est donc avéré que le corps se plie aux formes de la pensée avec une facilité merveilleuse. *Ad conceptionem animæ de facili immutatur corpus.* (Saint Thomas, 1re quest. 99, art. 11, *ad secundum.*) Et comme ces formes de la pensée sont provoquées par les objets qui nous entourent, il s'ensuit, par une conséquence toute naturelle, que les hommes comme les animaux

prennent ordinairement la couleur, les traits et
certaines formes des autres hommes, des autres
animaux ou des objets dont ils sont environ-
nés. — Entrons dans le détail, en commençant
par les animaux.

Généralement parlant ils sont de la couleur
du site qui leur sert de berceau et de demeure,
n'ayant qu'une teinte, si ce site n'a qu'une teinte;
ayant deux teintes, si ce site a deux teintes
ayant des teintes multiples, si ce site a lui-
même des teintes multiples.

« C'est ainsi, dit Bernardin de Saint-Pierre,
que le limaçon est de la couleur de l'écorce
qu'il ronge, ou de la muraille qui l'abrite. Les
poissons plats qui nagent fort mal, comme les
turbots, les carrelets, les plies, les limandes, les
soles, sont de la couleur des sables où ils cher-
chent leur vie, et sont piquetés comme eux de
gris, de jaune, de noir, de rouge et de brun. La
plupart des huîtres des mers méridionales qui
sont souvent adhérentes aux rochers mêmes, ou
les coquillages qui sont perpétuellement à l'an-

cre dans les mêmes endroits, comme les moules et les pinnes marines, attachées aux cailloux par des fils, ou ceux qui se reposent au sein des madrépores, comme des bateaux sur des chantiers, tels que les arches de Noë; ou ceux qui sont tout à fait plongés au sein des rocs calcaires, comme les dails de la Méditerranée; ou ceux qui, immobiles par leur poids, pavent la surface des récifs, comme la tuilée des moluques, tous ces animaux sont de la couleur uniforme des fonds qu'ils habitent. »

De même les animaux qui vivent sur des sites à deux couleurs ont deux teintes aussi. Ainsi le martin-pêcheur qui vole le long des rivières est à la fois couleur de musc et glacé d'azur, couleur de musc, comme le limon du rivage, glacé d'azur comme les flots de la rivière. Le canard qui barbote sur les mêmes rives a le corps teint d'une couleur cendrée, et la tête et le cou de la verdure de l'émeraude. La couleur cendrée de son corps est en rapport avec les vases noirâtres où il barbote, et la verdure brillante de sa tête correspond à la couleur des nymphea et des roseaux parmi lesquels il vogue. Le pivert est à la fois coloré de brun et de vert, de brun comme l'écorce des arbres sur lesquels il grimpe, de vert comme les feuilles et les mousses au milieu desquels il habite. Il en est de même des coquillages et des poissons : « Je me rappelle, écrit Bernardin de Saint-Pierre, qu'en faisant le tour de l'île de France à pied sur le bord de la mer, j'y trouvai des nérites à fond gris cendré et à ruban rouge, tantôt sur des roches brunes, tantôt sur des madrépores blancs à fleurs couleur de pêcher. J'y trouvai aussi des porcelaines toutes blanches à bouche couleur de rose... On trouve pareillement sur les côtes de la Normandie, au pays de Caux, deux sortes de rochers, l'un de marne blanche, qui se détache des falaises, l'autre de bisets noirs qui sont amalgamés avec celui-ci. Or, je n'y ai vu en général que deux sortes de limaçons de mer, appelés vignots, dont l'une est toute noire, et l'autre est blanche avec la bouche lavée de rouge. Or il est bien singulier que, comme il n'y a que deux espèces de roches, il n'y ait que deux espèces de limaçons ».

Enfin les animaux qui vivent sur des sites multicolores ont la variété de couleurs des sites qu'ils habitent. Ainsi les poissons qui habitent les rivages où les rayons du soleil sont réfrangés en mille manières par les sables de la mer, l'anfractuosité des rochers, et les teintes spéculaires des plantes marines, ont une richesse et une variété de couleurs à faire pâlir l'éclat de nos plus belles pierreries, et les faisceaux lumineux de nos plus beaux arcs-en-ciel. Tels sont les crabes couleur de sang, les langoustes et les homars azurés et pourprés, les nérites contournés en rubans rose et gris, les porcelaines semblables à du marbre poli, les olives nuancées comme du velours de trois ou quatre couleurs, les harpes qui ont les riches teintes des plus belles tulipes, les tonnes maillées comme des ailes de perdrix, le manteau ducal couleur d'écarlate et d'orange, et une foule d'autres coquillages voyageurs qui se plaisent sur les rivages de la mer. Leurs formes et leurs couleurs s'y trouvent en rapport avec les formes et les couleurs d'une multitude de plantes marines, aux teintes pourprées, grises, couleur de rouille, brunes et vertes, et disposées en houppes, en guirlandes, en festons et en long cordons que les flots agitent en mille manières... C'est donc sur les rivages où les règnes minéral et végétal ont déployé tous leurs trésors, que le règne animal à son tour déploie toutes ses richesses; et dans les endroits les plus battus des vents et des tempêtes, comme le détroit de Magellan et les côtes de la Patagonie, la mer écumante y jette aux riverains qui l'habitent, des coupes en coquillages, surpassant en éclat la riche vaisselle de nos rois.

« Toutes les fois donc que l'on voit un poisson brillant ou un coquillage aux couleurs éclatantes, on peut assurer qu'il habite le rivage, dit Bernardin de Saint-Pierre, et au contraire qu'il vit en pleine mer, s'il est de couleur sombre.

C'est ce qu'on peut vérifier dans nos rivières même. L'éperlan argenté, et l'ablette dont les écailles servent à faire de fausses perles, se jouent sur les grèves étincelantes de la Seine, tandis que l'anguille de couleur sombre se plaît au fond de son obscur canal. »

Il en est de même des oiseaux. Parmi ceux qui habitent la pleine mer, où la couleur du ciel et de l'eau est toujours uniforme, on trouve peu de variété dans le plumage. Il est pour l'ordinaire d'une seule couleur, et cette couleur est blanche. Tels sont les aigrettes, les mauves, les Goëlans qui planent à la surface des mers azurées, et les cygnes qui voguent en flottes au milieu des lacs du nord. Quelquefois il a des couleurs noires et rembrunies, comme la frégate des tropiques, qui se joue dans le ciel au milieu des tempêtes, le taille-mer qui rase de ses ailes sombres la surface blanche des flots écumeux. Ceux au contraire qui habitent les rivages des mers et des fleuves ont les couleurs éclatantes des bords enchantés qu'ils fréquentent. Ainsi le flammant, qui vit dans les lagunes des mers méridionales, a son plumage blanc lavé de carmin. Le toucan des mêmes grèves a un énorme bec du rouge le plus vif; quand il le retire des sables humides où il cherche sa nourriture, on dirait qu'il vient d'y pêcher un tronçon de corail. La pintade au plumage maillé, le paon avec sa queue chargée de pierreries, et une foule d'autres oiseaux riverains, embellissent, par l'émail de leurs couleurs, les bords fleuris des fleuves de l'Asie et de l'Afrique.

Enfin, pour achever le parallèle, nous trouvons une multitude d'animaux qui changent de couleurs en changeant de climat. M. Théophile Gauthier vient de parcourir l'Egypte dans un voyage devenu célèbre (*Voyage à l'isthme de Suez*); qu'est-ce qui l'a le plus frappé sur cette antique terre des Pharaons? Cette harmonie des êtres vivants avec la couleur noirâtre du sol qu'ils habitent! couleur qui déteint sur la plupart des animaux de ces contrées, tels que le chameau fauve, l'âne gris, le buffle bleu d'ardoise, les pigeons cendrés et les oiseaux roussâtres... Bernardin de Saint-Pierre à son tour a parcouru les contrées montagneuses de la Suède et de la Norvège où le sol blanchâtre est presque toute l'année couvert de neige ou tapissé de végétaux blancs. Là aussi les animaux ont revêtu les livrées du sol; car on y trouve, écrit-il, des ours, des loups, des perdrix et jusqu'à des lièvres blancs. Lacépède nous fournit une remarque analogue. Tout le monde sait combien la couleur noire est naturelle au corbeau. Or, ce savant naturaliste nous assure qu'il n'est pas rare de trouver des corbeaux blancs dans les contrées boréales. Plusieurs voyageurs, que j'ai tout lieu de croire véridiques, m'ont assuré avoir vu, aux pieds des Pyrénées et des Alpes, dans le voisinage des neiges, non-seulement des loups, des perdrix et des lièvres, mais jusqu'à des merles blancs.

Ce n'est pas assez pour les animaux d'emprunter les couleurs du sol qui les enfante, quelquefois ils vont jusqu'à prendre la forme des objets qui entourent leur berceau...

« Depuis le coquillage immobile qui pave le bassin des mers, jusqu'à la mouche qui vole la nuit sur les campagnes de la zône terride, toute étincelante de lumière comme une étoile, vous trouverez en eux les configurations des rochers, des végétaux, des astres » (Bernardin de Saint-Pierre). Que de fois le voyageur qui parcourt les contrées brûlantes des tropiques n'a-t-il pas reculé d'épouvante à la vue de certaines plantes semblables à des reptiles. D'autres fois qu'il s'avance pour cueillir une fleur aux mille couleurs, il est tout surpris de voir celle-ci prendre son essor, sur des ailes de pourpre, d'or et d'azur. Et il y a une multitude de plantes, appelées pour cela *Mimeuses* qui représentent dans leurs feuilles ou l'agrégation de leurs graines, des insectes et des reptiles, tels que des mouches, des chenilles, des papillons, des limaçons, des lézards, des scorpions etc; et ce qui est surtout digne de remarque, c'est qu'on ne trouve les animaux qui leur ressemblent que dans les lieux où croissent ces plantes.

Voilà des faits péremptoires, il me semble, pour prouver que l'animal subit généralement la couleur et quelquefois jusqu'à la forme des objets qui frappent la vue de ses parents, au moment de sa conception, ou pendant sa formation. Cette conséquence qui paraît si rationnelle, beaucoup de savants la rejettent, sous prétexte que la loi souffre des exceptions :

« Ce qui prouve, écrivent-ils, que ces grands effets d'harmonie ne sont point des résultats mécaniques de l'influence des corps qui environnent les animaux, ou des appréhensions de leurs mères sur les tendres organes de leurs fœtus, ou de l'action des rayons du soleil sur leurs plumes, c'est que parmi ce nombre presque infini d'oiseaux qui passent leur vie aux haut des airs ou à la surface des mers, dont les couleurs sont azurées, il n'y a pas un seul oiseau bleu, et au contraire plusieurs oiseaux qui vivent entre les tropiques, au sein des noirs rochers ou à l'ombre des sombres forêts, sont de la couleur d'azur »

Telle est l'objection, voici la réponse. Tout le monde sait que les couleurs ne sont pas également assimilables par tous les corps. De ceux-ci les uns ne prennent que la blanche, d'autres que la rouge ou que la jaune, d'autres enfin se font un choix dans les nuances intermédiaires. On en a une preuve frappante dans les fleurs. Sur toutes le soleil laisse toucher ses rayons de pourpre, d'or et d'azur. Néanmoins chacune d'elles ne s'assimile qu'une ou deux couleurs, celles qui lui sont connaturelles, et rejette les autres. Pourquoi n'en serait-il pas de même des animaux? Pourquoi certains d'entre eux n'auraient-ils pas dans leur constitution la raison de l'assimilation de certaines couleurs et du rejet de certaines autres, comme fait le verre de l'appareil photographique? Voyez celui-ci; on a beau lui objecter des milliers de couleurs; il n'en n'accepte que deux, la noire et la blanche, et transforme toutes les autres en l'une de ces deux teintes. Jacob avec ses baguettes vertes et blanches put bien faire varier la couleur de ses chèvres et de ses brebis, mais sans pouvoir obtenir aucune toison verte. Elles naissaient invariablement marquées de noir et de blanc.

Une première raison pour laquelle les animaux ne prennent pas toujours la teinte des milieux où ils vivent, ou des objets qui entourent leur berceau, consiste donc en ce que cette teinte peut répugner à leur organisation et ne leur être pas assimilable.

Une seconde raison, c'est que souvent il est difficile de les soustraire à l'influence plus puissante de leur forme originelle ou de leur couleur native. Voici, si l'on veut, deux cygnes qui voguent au sein d'un lac tranquille. Le ciel est du plus bel azur. l'Astre du jour projette ses feux étincelants dans les eaux limpides. Le fond du lac est un sable d'or, et ses rivages comme un parterre de fleurs. Le cygne peut voir ce riant spectacle. Mais il y a autre chose qu'il ne peut perdre de vue; c'est la blancheur de son plumage, l'élégance de ses formes, la netteté de sa parure. Il voit tout cela dans le miroir de l'onde pure. Il le voit surtout dans la société de son compagnon qu'il ne perd point de vue à la saison des amours. De tous les objets qui l'entourent, cette image est ce qui le frappe le plus; et il ne fait que se conformer à la loi générale, en en transmettant le type fidèle à sa tendre couvée. Cette raison acquiert une force d'autant plus grande, que les animaux qui semblent rebelles à cette loi, vivant presque tous par couples inséparables ou par groupes nombreux, trouvent dans leur société mutuelle comme un second fonds, dont l'action sur eux est bien autrement puissante que celle du milieu où ils vivent. On peut donc affirmer qu'ils ne prennent ni les formes, ni les couleurs des objets qui les entourent, tant que, par un procédé quelconque, on ne les aura pas soustraits à leur propre influence.

Mais à côté de ce petit nombre d'êtres vivants

qui paraissent rebelles aux influences climatériques et locales pour les motifs que nous venons d'exposer, nous en connaissons des milliers qui les subissent de la façon la plus évidente. Nous avons vu les poissons, les oiseaux et les autres animaux s'assimiler constamment les formes et les couleurs des milieux qu'ils habitent. Si de là nous passons aux hommes, nous trouvons la même loi. Il y a même chez lui cette singularité remarquable, au rapport de Pline, qu'il ne subit pas seulement l'influence des objets qui l'entourent, mais encore de ceux qui sont absents et dont l'image s'est gravée dans sa mémoire. Il n'est pas rare, par exemple, de voir des femmes, mariées en secondes noces, donner aux enfants du dernier lit, plusieurs traits, parfois la ressemblance totale du premier époux, mort depuis des années, mais dont il leur est resté un souvenir impérissable.

D'autres fois elles lui imprimeront les traits d'une personne qui habitera la même maison, d'un ami qui sera en rapports fréquents avec la famille, d'un étranger qu'elles n'auront vu qu'en passant, mais dont la physionomie les aura frappées. Car tout cela, dit Pline, suffit pour produire une ressemblance. Ainsi s'expliquent les caractères typiques d'une province, d'un village, caractères souvent si tranchés qu'un œil exercé à la simple inspection d'un visage lui assignera sa ville et jusqu'à son hameau. Ainsi s'expliquent certaines similitudes qu'on croirait l'effet d'un pur hazard. Un nommé Artémon, par exemple, ressemblait tellement à Antiochus, roi de Syrie, que la reine Laodicée, après la mort de son époux, put le faire passer pour le roi et s'en servir pour désigner un successeur à son gré. A Rome, un artisan du nom de Vibius, et un esclave appelé Publicius avaient tant de similitude avec le grand Pompée, qu'on ne les pouvait distinguer. En Sicile vivait un pêcheur qui avait les traits, les manières, le timbre de voix, et jusqu'aux ridicules du proconsul Sura. Un époux ignorant n'eût pas manqué en pareil occurrence de faire peser sur une compagne fidèle des soupçons immérités. Le sage fait la part des circonstances, et ne s'étonne pas plus en certains cas de voir à son fils les traits d'un ami vertueux qu'il reçoit à son foyer, ou de son souverain qui parade en public, qu'il n'est surpris de trouver sur le visage de sa fille la ressemblance d'une madone de son église, d'une fleur de son jardin, d'un fruit de son verger, ou d'un animal de son étable. Car la nature produit tous les jours de ces sortes de ressemblances. C'est ainsi que, dans l'histoire de Paul et Virginie, la mère du premier raconte qu'elle portait religieusement sur sa poitrine une médaille du grand apôtre, et qu'à force de la baiser et de la regarder, pendant qu'elle portait son enfant dans son sein, elle lui en avait imprimé la ressemblance, ce qui lui fit donner le nom de Paul... Sainte Rose de Lima vint au monde ayant sur le visage comme une rose épanouie ; Louis Philippe Ier, roi des Français, avait la tête en forme de poire renversée, comme on peut s'en convaincre à la simple inspection des

monnaies frappées à son effigie; le Grec d'A-
thènes et de Corynthe a pris les belles formes des
statues de ses dieux; les têtes plates de l'Amérique semblent moulées sur les hideux fétiches
qui reçoivent leur encens; enfin le Négre qui
habite les bords du Congo a pris avec le singe
de ces contrées de tels rapports de similitude
qu'un savant académicien de nos jours les a pris
pour deux frères, et par suite n'a pas craint
d'assigner à l'homme une origine simienne. Il
n'est pas même besoin de passer les mers pour
trouver dans notre race des similitudes bestiales
Un peintre d'une touche fine et originale, Grand-
ville, n'a eu besoin que de forcer tant soit peu
le profil des animaux parlants de Lafontaine
pour nous y faire reconnaître plusieurs illustra-
tions contemporaines. Un savant Napolitain,
Jean-Baptiste Porta, est allé plus loin. Il a fait
un livre représentant des têtes d'hommes, semblables à des têtes de chien, de singe, de cheval, de mouton, de porc et de bœuf, et posé en
principe qu'il n'est pas d'homme ici-bas qui

n'ait une ressemblance plus ou moins parfaite avec l'une de ces figures. Ce système est évidemment exagéré. Non, le Jupiter du Capitole, la Vénus pudique et l'Apollon du Vatican, ne portent la similitude d'aucune bête, pas plus que les nobles figures qui leur ressemblent. Non, la vierge de Raphaël n'a le profil d'aucun animal. Comme l'auguste créature qu'elle nous représente, elle est faite à l'image de Dieu, ou de son divin fils. J'en dirai autant de Jean-Baptiste, de Joseph, de Jacob, et d'une foule de personnages de l'ancien et du nouveau testament, qui reçurent en naissant cette divine image, et la perfectionnèrent sous l'augment divin de la grâce. Mais s'il est incontestable que la femme ait le privilége de transmettre à son enfant l'image de Dieu et de son Christ, et cela au physique comme au moral, on ne peut nier non plus qu'elle n'ait la triste puissance de lui communiquer sous ce double rapport l'empreinte de la bête; témoin l'illustre Cuvier qui vint au monde enfoui sous le tissu écailleux d'un poisson;

témoin ce fameux américain, appelé Lambert, et surnommé le porc-épic, parce qu'il avait la carapace de ce rongeur.

« Cette carapace était brune, dit M. de Quatrefages, elle était épaisse d'un pouce et tombait tous les ans. Il eut six enfants, qui tous avaient la carapace, cinq moururent. Le survivant se maria et eut deux enfants à carapace. » (*Le Monde et l'Homme primitif* page 226).

Témoin tous ces malheureux qui viennent au monde avec des tics ou des appétits de bêtes fauves, et que la médecine désigne sous le nom générique de Lycanthropes. Peut-être faut-il voir des désordres de ce genre au fond de l'histoire du Minotaure, du Centaure, des Sirènes, de Circé, et de la plupart de ces riantes fictions dont la Grèce menteuse s'est plue à amuser nos oreilles.

Témoin enfin l'exemple suivant que j'ai lu dans une feuille quotidienne, et qui, s'il n'est pas vrai en lui-même, touche un ordre de choses que je crois parfaitement possibles. C'est celui où une mère, par l'effet d'une imagination mal gardée, peut communiquer à son enfant le mouvement imitatif d'une machine mue par l'art.

« Dans le commencement de l'année 1869, il est né à Jacas, ville espagnole de la province d'Aragon, un enfant qui a dans l'orbite visuel un cadran de montre ovale parfaitement imprimé; rien ne manque au cadran. Les chiffres sont marqués et nettement espacés de cinq en cinq minutes. Les aiguilles sont figurées par des lignes légèrement dessinées. Lorsque l'enfant ouvre bien les yeux, on distingue les minutes qui sont clairement pointées, et les heures indiquées en signes beaucoup plus visibles que les minutes. —Ce n'est pas tout, et c'est ici que se révèle la plus surprenante bizarrerie qui ait été remarquée dans les écarts de la nature. On a observé que le nouveau-né était pris très-souvent d'un spasme nerveux qui correspondait à peu près à l'intervalle que met une aiguille de montre à parcourir le cadran. — Lorsqu'une heure est écoulée, l'enfant fait entendre un hoquet très-distinct et cadencé qui imite le tictac d'une sonnerie rauque d'une montre à répétition. — La seule explication qui ait été donnée de cette merveilleuse montre humaine, est que la mère avait eu un désir ardent d'avoir une montre, lorsqu'elle devint enceinte de cet enfant. »

(*Petit-Journal*, No du 20 mai 1869.)

J'ai dit dans mes préliminaires que l'imagination influe toujours en raison directe de l'impression qui la meut, et en raison inverse de la distance ou de l'éloignement de la forme à assimiler. Posons un exemple où cette imagination fortement impressionnée se trouve en conflit avec une forme difficilement assimilable.

« Non loin de de Spoon-River, dans l'état de l'Illinois, il existe un enfant de cinq ans qui est né sans tête. Sa mère est veuve d'un soldat qui habitait autrefois le comté de Marshal, et qui, après s'être engagé dans le 69ᵉ régiment, fut tué à la bataille de Lexington (Missouri). Sa femme l'avait accompagné à cette bataille, et elle se trouvait à ses côtés, lorsqu'un boulet de canon coupa la tête à son mari. Le cadavre décapité tomba dans les bras de la malheureuse femme et la couvrit de sang. Cette terrible scène l'affecta profondément, et lorsque l'enfant qu'elle portait dans son sein vint au monde, il n'avait pas trace de tête, ses membres sont parfaitement développés, ses bras sont longs, et le haut des épaules où devrait se trouver la tête est légèrement arrondie. Ce qui est plus surprenant, c'est que la figure de l'enfant est représentée sur la poitrine. Le haut du corps est du plus beau blanc caucasien, et le reste à partir de la ceinture est d'un rouge de sang. »

(Trait tiré d'un journal canadien, le *Nouveau Monde*, et cité dans un numéro du *Petit Journal* de l'année 1869).

A ces preuves tirées du règne animal, joignons des analogies tirées du monde intellectuel et divin. Pour beaucoup d'esprits elles ont une force non moins probante. Saint Paul nous représente ce monde matériel comme un miroir où nous voyons refléchis les phénomènes de l'ordre spirituel, comme une image, comme une manifestation du monde incorporel. Mais si la vue de l'image donne déjà une certaine idée de l'objet qu'elle représente, si l'aspect du plan peut nous faire connaître dans une certaine mesure l'édifice sur lequel il est tiré, à plus forte raison la vue de l'original éclairera-t-elle l'image, l'inspection de l'édifice jettera-t-elle de la lumière sur les endroits obscurs du plan. De cette façon les lois du monde incorporel prêtent leur appui à celles du monde corporel et les mettent dans un nouveau jour. Tel est l'avantage que nous procure l'analyse de la conception intellectuelle.

A l'exemple de la conception charnelle elle a trois termes; l'objet intelligible, l'intelligence, la chose conçue; l'objet intelligible qui est comme le père de la conception, l'intelligence qui en est comme la mère, et la chose conçue qui en est comme l'enfant. *Res intellecta est sicut pater, intellectus magis gerit similitudinem matris, id quod in intellectu concipitur, quædam proles ipsius esse videtur.*

(*Saint Thomas*, op. II. ch. XXXVIII et XXXIX).

Supposons maintenant que je veuille me faire une idée d'Annibal, ce vainqueur momentané de Rome. Les trois termes seront Annibal, mon intelligence, et l'idée que je me fais du héros de Carthage. Si cette idée est juste, c'est-à-dire conforme au personnage en question, ce sera un enfant qui ressemblera à son père. Mais ce n'est pas toujours que l'intelligence se fait des choses une idée adéquate et fidèle. Que de fois au contraire elle les colore à sa manière, comme le verre qui communique sa couleur au rayon de lumière qui le traverse, comme la vase qui imprime son odeur et sa forme au liquide dont on l'emplit. Dès lors les espéces intelligibles, ces images des choses, comme les appelait l'ancienne école, ces germes spirituels de nos conceptions, prennent en la traversant la teinte de notre intelligence, et produisent en nous des idées plus on moins dissemblables de l'objet qui les a engendrées. Ce sont des enfants qui ont perdu la ressemblance paternelle, grâce aux altérations que leur imprime l'intelligence qui les conçoit...

Si de l'ordre intellectuel nous passons à l'ordre surnaturel nous voyons s'accomplir les mêmes phénomènes. La filiation divine, en effet, s'opère en nous comme la filiation naturelle, avec cette particularité que c'est Dieu qui est le père, dit Corneille de la Pierre, sa grâce est le germe, notre volonté est la mère qui le reçoit et la sainteté produite dans notre âme est l'enfant qui en résulte. *In generatione diviná pater est Deus, semen est gratia, mater est voluntas, proles est justitia, vel homo justus.* La volonté est-elle fidèle à la grâce, c'est-à-dire rend-elle exactement le mouvement qu'elle en reçoit, sans y mêler aucune secousse personnelle ou étrangère, c'est un germe qui se développe à l'image de celui dont il émane, c'est un enfant qui se modèle sur les traits de son père. Au contraire la volonté vient-elle à altérer cette semence divine, en substituant son propre mouvement ou un mouvement étranger au mouvement de la grâce, la ressemblance divine en est altérée dans la même proportion. Si la substitution est totale, l'image de Dieu disparait aussi complétement. Au lieu d'un juste vous avez un pécheur; au lieu d'un enfant de Dieu, vous avez un fils de Satan,...

Enfin en remontant plus haut dans l'ordre divin, nous trouvons encore les mêmes lois. Ainsi la famile ici-bas est faite sur le modèle de la très-sainte Trinité, comme le prouve ces paroles de la Genése : *Faisons l'homme à notre image et à notre ressemblance.* Dans la très-sainte Trinité il y a trois termes : Le Père, le Fils et le Saint-Esprit. Ainsi en est-il de la famille, où il y a le père, la mère et l'enfant. Dans la très-sainte Trinité la première personne est cause efficiente, la seconde cause exemplaire, et la troisième cause finale. Ainsi doit-il en être de la famille. Par conséquent la mère, comme seconde personne de cette trinité terrestre, doit être la cause exemplaire de son enfant, le mouler sur les images dont son esprit est saturé, de même que la seconde personne de la Trinité céleste, est le principe formel du Saint-Esprit dans les actes *ad intra* et dans les actes *ad extra* la cause exemplaire de toutes les créatures, l'archétype sur lequel elles se façonnent.

Je ne puis clore ce chapitre sans toucher une question qui s'y rattache naturellement. C'est celle de savoir à quelles causes il faut attribuer la diversité des sexes. On a fait beaucoup d'hypothèses là-dessus. Voici les deux qui me paraissent les plus vraisemblables.

La première est d'Aristote. La naissance des garçons y est attribuée à la vigueur constitutionelle des parents, et la naissance des filles au défaut contraire. « Dans les animaux qui s'accouplent trop jeunes, écrit-il, les premiers produits sont toujours faibles et chétifs, et renferment plus de femelles que de mâles. Il en est de même de l'homme». (Lib. VII *Polit.* ch. XXI).

Ce sentiment semble insinué par plusieurs passages de l'Écriture, notamment par le verset 14 du chapitre Ier de Malachie où il est dit : « Maudit soit le fourbe qui a dans son troupeau un mâle, et qui pour acccomplir son vœu sacrifie au Seigneur une victime débile, c'est-à-dire une femelle.

Ce sentiment aurait pour lui l'exemple de Jacob qui eut 12 fils et une seule fille, de Mathatias, père des Machabés, et de plusieurs autres saints personnages que l'Écriture nous montre constamment pères d'héritiers mâles; enfin il serait en pleine harmonie avec le relevé de nos statistiques modernes qui établissent par des chiffres indiscutables que dans le Nord où les mœurs sont pures et les tempéraments robustes, le nombre des garçons l'emporte sur celui des filles, tandis que dans le Midi où les mœurs sont plus relachées et les constitutions moins vigoureuses, ce sont les filles qui sont en plus grand nombre...

Ce sentiment, on le voit, s'appuie sur de solides raisons. Mais il a contre lui de fortes objections. Tous les jours en effet nous voyons
des parents faibles et débiles donner le jour à
des enfants chétifs et malingres comme eux, et
ces enfants sont des garçons, tandis que les
couples les plus robustes auront pour lignée
des filles taillées comme des hercules. — Si
donc la force du tempérament a une influence
sur le sexe, il me semble que cette influence
est subordonnée à une cause plus puissante
qui la paralyse ou la modifie en une foule de
cas, je veux parler de l'imagination. Voici mes
preuves.

Il en est du sexe comme de la couleur, comme de la configuration du corps. C'est un acci-
dent de la nature. Aussi la femme est-elle appelée par Aristote un mâle d'occasion. *Mas occa-
sionatus.* Il doit donc subir les mêmes lois que
ce qui est accidentel en nous, et conséquemment se plier aux formes de la pensée.

Cette raison prend plus de consistance, si

nous considérons que, dans l'Écriture, la naissance ou la conception des hommes marquants, tels que Isaac. Samson, Samuel, est presque toujours précédée d'une prière qui les demande à Dieu, ou d'une promesse de Dieu qui les accorde aux hommes, prière et promesse dont le résultat physiologique, en fixant l'imagination des parents sur l'idée d'un fils ou d'une fille, détermine par là même le sexe de l'enfant qui doit faire la joie de leur foyer.

C'est ainsi que l'ange du Seigneur s'adressant à Abraham, en présence de Sarah, son épouse, lui dit : « Je reviendrai en cette saison, et tu vivras, et Sarah, ta femme, t'aura donné un fils. »

La même chose se passe à la naissance de Samuel. Anna, femme d'Elcana, fait un vœu à Dieu et lui dit : « Seigneur, si jetant les yeux sur votre servante, vous lui accordez un enfant mâle *sexum virilem*, je vous le consacrerai tous les jours de sa vie » (*Reg.* liv. I, 11).

La même chose se passe à la naissance de la très-sainte Vierge. Une pieuse tradition, conservée par les saints pères, nous apprend que ses vertueux parents furent avertis séparément par un ange qu'ils auraient bientôt une fille qui serait la gloire d'Israël et la consolation de son peuple. (*Encycl. cath.* art. Marie).

Enfin certains faits d'observation assurent à ce sentiment un degré de probabilité qui approche de la certitude. Il est raconté au XXXVIIIe chapitre de la Genèse que Thamar ayant vu Juda une seule fois en conçut deux jumeaux mâles, Pharès et Zara, lesquels vinrent au monde enfermés dans une seule membrane *amnios*. Cet exemple généralisé prouverait que les jumeaux qui sont le fruit d'une seule approche conjugale, ont la même membrane pour enveloppe commune, tandis que ceux qui sont le fruit de deux approches successives, auraient chacun leur membrane séparée. Or des spécialistes en ces matières, tels que Fernellius (*Physiologie.* liv. III ch. XII) et Roderic de Chartres (*De natura mulierum* liv. III) nous enseignent d'autre part que les jumeaux qui sont

enfermés dans la même enveloppe sont constamment du même sexe, tandis que ceux qui
sont de sexe différent sont toujours enveloppés
de deux membranes distinctes. N'y a-t-il pas là
des indices non équivoques de l'influence de
l'imagination? Pourquoi en effet les jumeaux
conçus simultanément, sont-ils toujours du même sexe? Parce que, dans ce cas, l'image qui
occupe la pensée de la mère étant unique leur
communique à tous les deux une empreinte
identique. *Quæ sunt eadem uni tertio, sunt eadem inter se.* Ils sont donc du même sexe, et
qui mieux est, du même tempérament, du même teint, des mêmes traits, des mêmes goûts. Au
contraire s'ils sont le fruit de deux approches
successives, comme l'image qui occupe la pensée de la mère à ces deux moments séparés
peut n'être pas la même, ils pourront varier de
teint, de sexe, de forme et de goûts...

Un dernier trait d'expérience vient encore
s'ajouter aux raisons que nous venons d'énu-
mérer. Il n'est pas rare de trouver des familles

qui n'ont que des garçons, et d'autres qui n'ont
que des filles. La raison en est que le premier
enfant étant sans cesse présent aux yeux et à la
pensée de la mère, lui sert involontairement de
modèle typique pour le second, et celui-ci pour
le troisième, et ainsi de suite. Il est, pour faire
cesser le charme, des moyens aussi simples
qu'innocents qui peuvent n'être pas les mêmes
pour tous les individus. Bien souvent il a suffi
de dérober momentanément la jeune mère à
l'influence amoureuse de son tendre nourrisson,
et de mettre sous ses yeux un type opposé...

Grâce à de pareils motifs, et sans doute de
beaucoup d'autres, de savants théologiens, tels
que saint Thomas, Suarez, Billuart, n'ont point
hésité à attribuer à l'imagination une influence
marquée sur la diversité des sexes « Et parfois,
dit le docteur Angélique, cette diversité provient
de l'influence de l'imagination, sur laquelle le
corps se façonne avec une facilité merveilleuse. »
*Quandoque ex conceptione animæ ad quam de
facili immutatur corpus. (Sum. 1ᵃ quest. 99.)*

CHAPITRE II

CAUSES HYGIÉNIQUES

Issu d'un sang riche, et formé sous l'influence de belles formes typiques, l'homme exige encore pour son parfait développement d'excellentes conditions hygiéniques. Les deux principales sont le climat et la nourriture. Disons un mot de chacune d'elles.

§ Ier — DU CLIMAT

Essentiellement cosmopolite, l'homme a pu habiter tous les climats, excepté ceux du pôle, et ces déserts brûlants de l'Afrique et de l'Asie qui ne produisent aucun végétal. Mais il en est de lui comme des animaux et des plantes. Il a ses climats de prédilection. Il a ses lieux qui lui sont plus favorables. Le cocotier en effet croît dans tous les pays chauds; mais nulle part il ne devient aussi beau qu'aux îles Maldives. Le blé prend une qualité exceptionnelle en Sicile. Le cèdre se plaît sur les hauteurs du Liban. Il en est de même des animaux. On élève des chèvres partout. Nulle part la nature ne les couvre de toisons aussi soyeuses que dans les rochers d'Angora, ou sur les cimes escarpées de Cachemire. Le cheval acquiert en Arabie une vigueur et une solidité proverbiales. Il en est de même de l'homme. Il se fait aux chaleurs des tropiques, il supporte le froid des contrées boréales. Mais pour obtenir sa pleine et entière perfection physique, il a besoin d'un climat tempéré.

Sous les climats excessivement chauds, entre les tropiques, par exemple, on trouve il est vrai un exubérance de vie qui se manifeste par une fertilité et une multiplicité de produits excessive dans les végétaux et les animaux. Là en effet se voient des plantes aux propriétés les plus actives, des végétaux aux proportions gigantesques, des oiseaux aux couleurs les plus vives, des quadrupèdes et des reptiles énormes. comme l'éléphant, l'hippopotame, le chameau, les boas et les grands crocodiles.

Mais quelque favorables qu'ils soient aux végétaux, on ne peut nier qu'ils ne soient généralement nuisibles à l'homme. Au moral on y trouve, il est vrai, des passions extrêmes, des effets effroyables d'amour et de haine, de fanatisme et de cruauté. Mais ces passions violentes ne sont que les élans de la faiblesse. Rien n'est mou comme l'habitant des tropiques. Son esprit n'a jamais rien produit, et sa destinée a toujours été d'être la proie des habitants hardis des climats tempérés. De tout temps ces plages ont été le séjour de l'esclavage. L'européen même qui vient y vivre y perd vite son activité vigoureuse pour revêtir tous les défauts des naturels du pays. — Au physique les modifications que le corps éprouve sous l'action de la chaleur ne sont pas moins grandes. On sait que les végétaux de ces contrées ont des teintes plus vives que ceux des pays septentrionaux. Il en est de même des animaux. Blancs pour la plupart dans les contrées neigeuses, il brunissent à mesure qu'ils descendent vers l'Équateur. L'homme subit la même loi. Eclatant de blancheur dans la Suède et la Russie, il pert ses teintes laiteuses et prend des nuances assombries en proportion qu'il s'approche des tropiques. Il est même des auteurs qui étendent plus loin ces influences climatériques, et leur

attribuent la noirceur de la peau des Ethiopiens.

« La couleur noire de la peau chez les nègres,
dit Richerand, paraît due au brûlement de la
gélatine qui fait la base du corps muqueux de
Malpighi. Cette couleur acquise par une longue
suite de siècles, perpétuée et transmise par voie
de génération, est devenue un des traits carac-
téristiques de la race nègre. »

Flourens est du même avis. Il veut que la
couleur soit le résultat d'une matière sécrétée
entre le derme et l'épiderme, qui est noire
dans le nègre, jaune dans l'asiatique, rouge
dans l'américain. Il a retrouvé cette matière
pigmentaire dans le Kabile, dans l'arabe et
le Maure, il dit qu'elle existe chez l'homme
blanc où elle colore le mamelon, et il n'hésite
point à considérer cette matière comme le produit de la chaleur et de la lumière.

D'autres savants vont encore plus loin. Selon
eux sont dûs aux influences climatériques, non-
seulement la couleur du teint, mais encore les

dépressions et les compressions du cerveau, et le plus ou moins de développement des os de la face et du globe de l'œil. Ainsi Volney (*Voyage en Syrie et en Egypte*, tome I. page 70 de la 3ᵉ édition) observe que la figure des noirs représente précisément cet état de contraction que prend notre visage, lorsqu'il est frappé par la lumière et par une forte verbération de la chaleur : « Alors, dit-il, le sourcil se fronce, la pomme des joues s'élève, la paupière se serre, la bouche fait la moue. Cette contraction des parties mobiles n'a-t-elle pas pu et dû à la longue influer sur les parties solides et mouler la charpente des os .»

La plupart des auteurs modernes trouvent ces propositions exagérées. A leur avis, ni la trop grande chaleur, ni l'excès de froid seuls ne peuvent produire des effets de ce genre. Ceci est tellement vrai que Bory de Saint-Vincent et Guyon ont signalé en pleine Afrique, par de là le grand Atlas, dans les montagnes de l'Aurès, l'existence d'hommes à peau blanche, aux yeux bleus, aux cheveux blonds; et que dans les contrées les plus septentrionales de l'ancien et du nouveau monde, nous trouvons des hommes qui ont le teint cuivré, tels que les Esquimaux, ou le visage basané, comme les Samoièdes et les Lapons. Et cependant ces peuples, qui par leur coloration se rapprochent des Ethiopiens, habitent depuis des siècles des régions tellement froides que le thermomètre y descend jusqu'à quarante degrés au-dessous de zéro, que les végétaux n'y poussent presque pas, que la plupart des animaux fuient ces contrées inclémentes, et que les hommes qui y vivent ont le corps si grêle et si chétif, la taille si raccourcie et les membres si déformés, que sans les affirmations de la Bible et les données de la science, on serait tenté de les prendre pour une race à part...

Aussi en face de pareilles difficultés ces auteurs ont-ils admis un moyen terme. L'action du climat, l'influence du froid et du chaud est chose certaine, et « c'est une observation vulgaire, dit Louis Figuier, que l'homme blanc transporté au cœur de l'Afrique, ou sur les côtes de Guinée, revêt dans sa descendance la coloration de la peau brune du nègre; et qu'à leur tour les nègres transportés dans le Nord donnent une descendance de plus en plus pâle. » Mais cette loi n'est pas générale. Les exemples données plus haut le prouvent suffisamment. D'autre part ses effets sont limités. En dehors des points qui sont en litige, nous ne trouvons aucun cas où la chaleur même la plus intense ait pu rendre une peau complétement noire, encore moins lui donner la teinte jaune du Mongol, ou la couleur rouge de l'américain. Il faut donc chercher ailleurs que dans le plus ou le moins de chaleur du climat la cause de la coloration et de la configuration variée des divers peuples. On la trouve, dit Monseigneur Meignan, (*Le monde et l'homme primitif,* page 224), « dans l'action des milieux, les habitudes de la vie, les croisements, la sélection. »

Mais si les auteurs sont partagés sur le degré d'influence qu'il faut attribuer au climat, tous sont d'accord sur un point; c'est que l'homme n'acquiert sa pleine perfection physique et morale que dans les zônes tempérées.

Là, en effet, bien que les portions les plus rapprochées des tropiques nous offrent un tableau à peu près pareil à celui que nous avons tracé sur les habitants de la zône torride, cependant dans les régions qui s'en éloignent sensiblement, comme le milieu de l'Europe et de l'Asie, nous trouvons une température douce, éloignée des extrêmes du chaud et du froid, la plus favorable à la variété des productions végétales et au développement de l'espèce humaine et des animaux domestiques, sans lesquels elle ne pourrait subsister. Aussi est-ce dans ces contrées que l'histoire a placé le berceau de l'homme, que la population s'est le plus accrue, que les arts et les sciences sont arrivées à leur apogée. L'Asie-Mineure, la Judée, la Grèce, l'Italie et les Gaules nous ont

fourni des peuples aussi vaillants que beaux.
Les premiers ils auront soumis les autres peuples, et si un instant, ils ont été subjugués eux-
mêmes par les peuples du nord, les vainqueurs
finiront par se soumetre à la civilisation des
vaincus. La femme, partout ailleurs esclave ou
comptée pour rien, sera chez eux aimée et
honorée. Au physique l'heureuse disposition du
ciel donnera des corps sains et robustes, à la
peau blanche, à la taille élancée, aux formes
les plus sveltes et les plus gracieuses.

Du 55 au 65 degré de latitude, les climats
froids renferment des populations nombreuses
et robustes, descendants de ces fameux Goths,
Lombards, Hérules, Gépides etc., qui au cin-
quième siècle ont inondé l'Europe pour y fonder les états modernes. Une température constamment froide y fortifie les organes, développe
le corps, l'endurcit et produit des complexions
épaisses et vigoureuses qui caractérisent les
peuplades du Canada, les Patagons, les Sibé-
riens, les Tartares, les Suédois, les Norvégiens,

les Danois, les Russes, ces peuples longtemps
jeunes, à tempérament sanguin et pléthorique.
Cette prédominance de la chair et du muscle
affaiblit le système nerveux qui est peu impres-
sionnable. Aussi ces peuples, peu sensibles à
la douleur, ne sont pas non plus très-actifs sous
le rapport intellectuel. La puberté y est tardive,
mais en échange la vie y est longue. La Norvège et la Russie abondent en centenaires.

Après les climats, les localités particulières
ont aussi leur influence sur l'homme. Bas et
humides, les terrains riches en productions
végétales rendent leurs habitants un peu lourds,
lymphathiques, sujets aux fièvres; et si le climat
y est froid en même temps, il réunit toutes les
conditions d'insalubrité possibles. La vie y est
courte, la mortalité sur les enfants vraiment
effrayante. — Dans les vallées profondément
encloses de montagnes, comme le Valais, la
stagnation de l'air produit les crétins et les
goîtres. Les pays secs et élevées au contraire
se rapprochent des climats froids par leur pro-

ductions et leur influence sur l'espèce humaine.
Ce sont les plus salubres. L'air y est pur, parce
qu'il est ouvert aux vents qui le renouvellent.
D'autre part les miasmes que le soleil fait exha-
ler de la terre ou de l'eau y ont difficilement
accès. Aussi est-ce dans un lieu élevé que Dieu
plaça le premier homme. Le paradis terrestre,
au témoignage des saints pères, s'étendait sur
les plateaux de l'Arménie, des cimes neigeuses
du Taurus, aux sommets glacés du Caucase,
près des sources de quatre grands fleuves qui
y prenaient naissance, du Phison qui coule
dans la riche Colchide, du Gehon qui baigne le
pays d'Evilath, du Tigre qui traverse l'Assyrie,
rapide comme un trait, de l'Euphrate qui arrose
les plaines de Babylone. C'est là, dis-je, que
Dieu plaça notre premier père, et il qualifia du
nom de jardin de délices le sol montagneux
qui lui servait de patrie. C'est sur des lieux
élevés aussi que la Grèce savante fixait le séjour
de ses dieux. Jupiter habitait les hauteurs de
l'Olympe, et Apollon ne quittait jamais celles

du Parnasse. De nos jours encore qui n'a entendu vanter le courage et la force des montagnards? C'est chez eux qu'on retrouve les races primitives des peuples; car jamais les invasions n'ont pu les déposséder de leurs retraites; et les Basques, les Cantabres, les Suisses, les Ecossais, les Druses habitent encore ces montagnes où dorment les restes de leurs premiers aïeux. Si la guerre n'a pu les chasser de leurs montagnes, les délices des villes non plus, n'ont pu les enlever à leur pays. Et comment en effet quitter de si délicieuses demeures. Au fort de la canicule, alors que les fleuves tarissent et l'herbe des champs se flétrit dans les plaines, le voyageur qui parcourt ces lieux élevés y trouve des sources si abondantes, des feuillages si verts, des vents si frais et si purs, qu'il serait tenté de se croire dans un paradis.... Aussi je comprends qu'en faisant l'énumération des bienfaits dont Dieu a comblé le peuple Juif, Moïse mette au premier rang celui de l'avoir tiré d'une plaie déserte pour l'établir sur un sol montagneux et élevé. *Invenit eum in terra desertâ... et constituit eum super excelsam terram.* (*Deut.* xxxii, 10.)

C'est beaucoup de vivre sous un climat tempéré et sur un sol montagneux et élevé. Ce n'est pas tout, si l'on n'a le privilége insigne d'habiter aux champs. On a souvent comparé entre eux le séjour des villes et celui des campagnes. Les appréciations ont varié suivant le point de vue où l'on se plaçait. Il est des points hors de tout conteste. Que l'intérêt ou la nécessité retiennent forcément certaines existences dans les murs d'une capitale ou d'une ville industrielle, cela va sans dire. Que d'opulents monarques aient fait leurs délices d'habiter des villes comme Memphis et Babylone, où grâce à l'étendue et à la hauteur de leurs jardins suspendus, ils pouvaient respirer l'air des champs au sein même de leurs populeuses cités, on le comprend encore. Mais que de gaieté de cœur des heureux du siècle, abandonnant des habitations qui sont de vrais paradis terrestres, pour aller s'emprisonner dans l'enceinte insalubre d'une ville, voilà qui passe l'imagination... Un jour un colon algérien se trouvant avec un fils de Mahomet : « Y a-t-il de l'eau dans le pays que tu as quitté, lui dit le fier habitant du désert? — Assurément, et en abondance, répond le colon; il y a des sources, des ruisseaux, des fleuves. — Il y a tout cela, et tu l'as quitté! oh, alors, tu es un criminel et un banni, car ce n'est pas volontairement qu'on se prive de pareilles richesses! »

Cet amant passionné du désert, parce qu'il y trouve la liberté et le grand air, que dirait-il, s'il voyait ce qui se fait en France? Des habitations délicieuses, où se trouvent à souhait des ruisseaux limpides, des prairies verdoyantes, de frais bocages, un air pur, des horizons divins, tous les jours y sont échangés par nos fortunés du monde contre l'air méphitique des villes, les exhalaisons pestilentielles du pétrole, et ces mille émanations délétères de la santé et de la vertu qu'un de nos premiers publicistes condense sous le terme flétrissant d'*odeurs de Paris*. Oui, le mal existe. Que dis-je? La plaie est profonde, peut-être incurable? Les campagnes se dépeuplent à vue d'œil. L'exemple partant de haut, les villes sont obligées d'élargir leurs enceintes trop étroites pour contenir les foules insensées qui s'y précipitent à leur double ruine morale et physique, pareilles à ces troupeaux stupides marchant aveuglément sur les pas du berger qui les mène à l'abattoir. Trop heureux, si avant de les abandonner ils avaient connu le prix de leurs trésors, pour parler la langue de Virgile, cet amant passionné des champs, qui au sein même des palais fastueux de Rome soupirait après les lacs et les bois de Mantoue, et tirait de sa lyre des accents d'une douceur inaccoutumée, quand il chantait les prairies et les vallées ombreuses.

O fortunatos nimiùm, sua si bona norint
Agricolas!

« Heureux, écrivait Horace, heureux celui qui, loin du bruit de la ville, à l'exemple de nos premiers aïeux, cultive avec ses bœufs le patrimoine rustique que lui ont légué ses pères » (*Beatus ille qui procul negotiis*. Ode II)

Sénèque est du même avis : « Il n'est pas de condition plus libre, ni de vie plus innocente que celle de l'homme qui fait ses délices d'habiter dans les campagnes. »

(Sénèque dans *Hippolyte*)

Enfin Rousseau résume en quatre vers la félicité des champs; il dit :

> Pan, Diane, Appollon, les Faunes, les Sylvains,
> Peuplent ici les bois, les vergers les montagnes ;
> La ville est le séjour des profanes humains,
> Les Dieux règnent dans les campagnes.

Non l'homme n'est pas bien dans l'enceinte des villes. C'est un arbre qui demande à croître en plein vent. Vous le tuez en l'élevant en serre ou en l'abritant de murailles. Donnez-lui plutôt des lieux élevés et découverts où il soit en butte aux orages et aux vents, aux chaleurs et aux frimats. Ainsi vécurent les Athlètes de la Grèce, dont les poëtes nous ont vanté la force et la souplesse; ainsi vécurent les Gaulois nos pères, ces hommes si beaux et si robustes, au témoignage des historiens latins. — Ils ne bâtissaient point de villes : à peine daignaient-ils s'abriter contre les intempéries des saisons en entourant de peaux les troncs vermoulus des vieux arbres. D'une bravoure à toute épreuve, ils avaient pour principe de ne jamais reculer devant l'ennemi. S'ils rencontraient un ours à la chasse, le chef de la bande mettait bas ses flèches, attaquait l'animal corps à corps, et l'étouffait dans ses bras, ou lui perçait le cœur de son couteau de pierre. Si le feu prenait à leur cabane, ils ne la quittaient point qu'ils n'en sentissent tomber sur eux les débris enflammés. S'ils se trouvaient sur les bords de la mer, ils s'opposaient la lance à la main aux vagues envahissantes. S'ils arrivaient aux pieds des montagnes, ils en gravissaient les cimes escarpées, et là se riant des éléments, défiant les vents et les tempêtes, ils ne craignaient, disaient-ils, qu'une seule chose, que le

Ciel ne tombât sur leurs têtes... Annibal n'eut besoin que de leur promettre des combats pour les entraîner à sa suite. Grâce à leur appui, il franchit les Alpes, tomba sur l'Italie comme sur une proie, et mit Rome aux abois. C'en était même fait de cette fière république, au témoignage de Tite-Live, si l'imprudent carthaginois n'eût commis la faute capitale de faire hiverner son armée dans la voluptueuse Capoue. Là, le climat fit ce que les armées romaines n'avaient pu faire. Sous ce ciel énervant, ces soldats de bronze devinrent aussi efféminés que ces bandes d'asiatiques qui vinrent si souvent se briser contre les phalanges grecque et macédonienne, et offrirent à Scipion une victoire facile, tant il est vrai que le climat exerce une influence des plus décisives sur la force et la vigueur de l'homme...

§ II. — DE LA NOURRITURE

La force ou la faiblesse du tempérament, les vices ou les vertus d'un individu ont aussi l'une de leurs sources dans la qualité des mets dont il se nourrit. Ecoutons Buffon sur ce sujet :

« Cette matière organique que nous nous assimilons par la nutrition n'est pas absolument indifférente à recevoir telle ou telle modification. Elle retient quelques caractères de l'empreinte de son premier état et agit par sa propre force sur celle du corps organisé qu'elle nourrit. L'on peut donc présumer que des animaux auxquels on ne donnerait jamais que la même espèce de nourriture prendraient en assez peu de temps une teinture des qualités de cette nourriture. Ce ne serait plus la nourriture qui s'assimilerait en entier à la forme de l'animal, mais l'animal qui s'assimilerait en partie à la forme de la nourriture. »

Le corps d'un homme qui se nourrit habituellement d'un mixte quelconque, en prend donc insensiblement les propriétés, et pénétré des mêmes principes devient susceptible des mêmes effets. On a là-dessus des exemples sans nombre.

Ainsi l'amiral Drack (*Voyage autour du du monde*) rapporte qu'on trouve sur les frontières de l'Ethiopie un peuple appelé *Acrido-fages* ou mangeurs de sauterelles. Comme ces insectes bondissants ils sont légers à la course. Mais cette mauvaise nourriture produit en eux deux effets singuliers; le premier est qu'ils vivent à peine jusqu'à l'âge de quarante ans, et le second, c'est que, lorsqu'ils approchent de cet âge, il s'engendre dans leur chair des insectes ailés qui d'abord leur causent une démangeaison vive et finissent par les dévorer.

Redi, célèbre anatomiste italien, ayant ouvert un meunier peu de temps après sa mort, trouva l'intérieur de son corps rempli d'une quantité prodigieuse de vers extrêmement petits, pareils à ceux qu'on observe dans les infusions de farine et d'épis de blé.

M. Moublet, médecin de Montpellier, rapporte qu'un ivrogne étant mort et qu'au bout d'un mois et demi son cadavre ayant été transporté dans un caveau neuf, on trouva le cercueil et le linge qui l'enveloppaient littéralement couverts de petits moucherons semblables à ceux qui sucent la lie du vin.

Un savant religieux m'a raconté qu'un autre ivrogne, grand consommateur d'eau-de-vie, voulut un jour, après une copieuse libation, allumer un cigare, et qu'instantanément le feu lui ayant pris aux lèvres et au visage, il fut brûlé tout vif, comme l'eût été une futaille remplie d'alcool. — Certains médecins prétendent même que l'abus des liqueurs fortes peut occasionner des combustions spontanées, mais jusqu'à ce jour on n'a pas d'exemple d'un pareil phénomène.

C'est donc un fait acquis que nous prenons les qualités des substances que nous absorbons, ce qui fait, dit Buffon, que le tempérament d'un individu doit souvent changer, être tantôt énervé et tantôt fortifié par le mélange et la qualité des aliments dont ils se nourrit, et c'est pour ce motif qu'Hippocrate, pour corriger l'excès d'un tempérament, ordonne l'usage continu d'une nourriture contraire à sa constitution.

C'est sur cette belle loi qu'est fondée le mystère de notre alimentation spirituelle. Notre Seigneur, sous les espèces eucharistiques, nous donne sa chair a manger et son sang à boire pour nous transformer en d'autres lui-même, selon cette parole que lui prête saint Augustin : « Chrétien, mange ma chair et bois mon sang, et tu te transformeras en moi, *tu mutaberis in me.* »

C'est pour ce motif que les sages de l'antiquité avaient imaginé pour l'usage de leurs dieux une sorte de nectar et d'ambroisie qui les rendaient impassibles et immortels. Et c'est en vertu de cette croyance criminellement appliquée que plusieurs sauvages de la mer du sud mangent le guerrier qu'ils ont vaincu, pour acquérir sa force, son adresse et ses autres qualités.

L'influence de la nourriture étant telle, il ne faut pas s'étonner que plusieurs législateurs, et en particulier celui du peuple de Dieu, aient mis un soin si minutieux à tracer à leurs sujets un régime de vie réglementé jusque dans ses moindres détails. Il n'entre pas dans notre cadre d'examiner la nature et les qualités de chaque mets en particulier, cette étude nous mènerait trop loin. Nous nous contenterons de poser quelques principes sommaires qui rentrent dans le plan de notre traité...

Disons d'abord que, pour la santé comme pour la vertu, la meilleure nourriture est celle qui est végétale. Ce fut la nourriture des premiers humains. D'Adam à Noé, les hommes, du moins ceux qui servaient Dieu, ne vécurent que des fruits de la terre et des arbres et de l'eau des fontaines, et ils vivaient des neuf siècles. Les Perses sous Cyrus, les Romains aux premiers jours de la république, avaient une nourriture des plus frugales; ils devinrent tour-à-tour les maîtres du monde, et il est à noter que le principe de leur décadence coïncide précisément avec la pratique de l'intempérance et les progrès de l'art culinaire. Les anciens avaient pour adage que la table tue plus de monde que la guerre : *plus occidit gula quàm gladius.* C'est ce qui arriva aux indignes descendants des Curius et des Fabricius. Sénèque nous apprend que l'époque de Néron, fameuse par ses excès gastronomiques, vit fondre sur l'empire une nuée de maladies inconnues aux siècles précédents, et il en attribue la cause à la tourbe des cuisiniers. *Innumerabiles esse morbos miraris? coquos numera. Seneq.* ep. xiv. Les Ethiopiens qui se nourrissaient frugalement étaient, selon Hérodote (*Herod.* lib. iii, cap. 20) les mieux faits de tous les hommes et de la plus belle taille. Leurs rois étant électifs, ils mettaient sur le trône le plus grand et le plus fort. Aussi lorsque Cambyse envoya à ce roi des ambassadeurs et des présents tels que les Perses les donnaient, de la pourpre, des bracelets d'or et des compositions de parfums, il se moqua d'eux, et prenant en main un arc qu'un Perse eût à peine soutenu, loin de le pouvoir tirer, il le banda en présence des ambassadeurs et leur dit : « Quand les Perses se pourront servir aussi aisément que je viens de le faire d'un arc de cette grandeur et de cette force, qu'ils viennent attaquer les Éthiopiens. En attendant qu'ils rendent grâces aux dieux, qui n'ont pas mis dans le cœur des Éthiopiens le désir de s'étendre hors de leur pays. » Cela dit, il débanda l'arc et le donna aux ambassadeurs pour le porter à leur maître. (Bossuet, *Disc. sur l'hist. univ.*, édition Gaume page 420.)

Les Gaulois nos ancêtres étaient des hommes

aussi grands que robustes ; et cependant ils mangeaient peu de viande et ne buvaient jamais de vin au témoignage de César. L'époque où les Israélites furent le mieux portants est précisément celle où, au milieu du désert, ils vivaient en plein air, et n'avaient pour se nourrir que la manne qui leur tombait du ciel et l'eau qui sortait du rocher. « Alors, dit le psalmiste, il n'y avait parmi eux ni malade, ni infirme. » *Non erat in tribubus eorum infirmus.* (*Ps.* 104-37.)

Bacon, quoique protestant, n'a pu se dispenser d'arrêter son œil observateur sur ce grand nombre de saints moines et solitaires qui, en vivant de racines, de fruits, de pain et d'eau, comme saint Jérôme, saint Hilaire, saint Antoine, saint Paul l'Ermite, etc. sont néanmoins arrivés sans maladie à des quatre-vingts, à des cent, et même à des cent vingt ans.

Encore de nos jours où trouve-t-on les meilleures santés, les plus robustes constitutions et les plus longues vies ? Dans les monastères ou chez les peuples qui vivent frugalement. J'ai

·nommé les monastères. Voici ce qu'écrit le docteur Decaisne à ce sujet.

« Les trappistes, dit-il, font un seul repas par
24 heures du 14 septembre au premier samedi
de carême exclusivement. — Ce repas est fixé à
deux heures et demie de l'après-midi, c'est-à-
dire douze heures après le moment où les religieux se lèvent. Ces douze heures sont remplies
par la prière et le travail manuel. »

Les trappistes s'y font à merveille et les trou-
bles des fonctions digestives sont assez rares
dans la communauté. La nourriture des trappistes se compose de 370 grammes de pain,
auxquels on peut ajouter des pommes de terre;
d'une soupe dans laquelle n'entrent ni la graisse,
ni le beurre, ni l'huile; enfin d'un plat de racines
ou de légumes cuits à l'eau. La viande, le poisson, le beurre et les œufs sont interdits en état
de santé; l'huile n'est permise que pour la sala-
de. La boisson ordinaire est un demi-litre de
cidre. Le dessert est composé de fruits cuits ou
crus, ou de raves....

Eh bien! au témoignage de ce praticien, ce rude régime, loin d'abréger la durée de la vie humaine, est au contraire un véritable agent de santé et de longévité, surtout si vous y joignez la vie active et en plein air que mènent les religieux.

Non-seulement la goutte est inconnue à la Trappe, mais depuis vingt-huit ans, le P. Debreyne, médecin de la Grande-Trappe, n'y a pas constaté un seul cas d'apoplexie, d'anévrisme, d'hydropisie, de goutte, de gravelle ou de cancer. Enfin les plus terribles épidémies, quand elles ravageaient tout le pays environnant, s'arrêtaient au seuil de l'abbaye.

(Article publié par le journal la *France* et le *Figaro* du 8 mars 1873 sous la signat. Francis Magnard.)

Les religieux trouvent donc dans la frugalité un brevet de santé et de longévité. Il en est de même des peuples qui mènent un genre de vie analogue. Ainsi les Arabes ne boivent ni vin, ni aucune liqueur enivrante; ils ne mangent pas de viande, et vivent exclusivement des fruits du dattier, de quelques graines pilées ou du lait de leurs troupeaux, et tous les voyageurs s'accordent à vanter les belles et robustes formes de ces fils du désert, On en peut dire autant d'une foule d'insulaires de la mer du Sud, tels que les Néo-Zélandais et les Taïtiens. Ce sont en général des hommes de cinq pieds six pouces à cinq pieds huit pouces, au rapport de Louis Figuier; or ils ne vivent que de racines de fougères ou du fruit de l'arbre à pin, rarement de poisson, ne boivent que de l'eau claire, et jamais de vin ni de liqueurs.

Le protestant Bridel a fait la même remarque chez un peuple qui nous confine, le peuple Suisse. Il y a trouvé une contrée où les hommes sont plus beaux et plus robustes qu'ailleurs, la montagne de Gruyère. Il en attribue la cause à la frugalité de ses habitants, à ce qu'on n'y boit presque point de café, et ensuite à ce qu'on n'y mange que du laitage et des légumes pendant environ cent cinquante jours maigres, et jamais de ces viandes salées qui, dans les pays des Alpes réformées, dit-il, contribuent autant que l'usage excessif du café, à plomber le teint, à allonger les traits, et à faire vieillir avant le temps. (*Conservateur Suisse*, tome IV.)

Enfin voici deux exemples tirés des Saintes-Lettres. Au temps des juges d'Israël, le peuple Juif gémissait sous la tyrannie des Philistins. Dieu veut lui susciter pour sauveur un homme extraordinaire, dont les bras solides et nerveux arracheront comme un arbrisseau les portes des villes, et agiteront comme une tige légère les colonnes des temples. J'ai nommé Samson. Pour fortifier ses muscles naissants un sage du siècle n'eût pas manqué de lui prescrire l'usage de viandes fortifiantes, arrosées d'un vin généreux. C'est là précisément ce que lui défend un thérapeute envoyé par Dieu. Il faut qu'il soit nazaréen, c'est-à-dire qu'il se prive absolument de viande et de vin; ce n'est pas assez. Pour que ces poisons ne pénètrent aucunement dans ses ses veines, sa mère devra encore s'en priver durant les neuf mois qu'elle le portera dans son sein. Ecoutons le langage de l'ange du Seigneur : « Tu es vierge et sans enfants, dit-il à sa mère, mais aie confiance, tu concevras et enfanteras un fils. Prends donc bien garde de ne boire ni vin, ni liqueur enivrante, et de ne manger rien d'impur, parce que le fils que tu concevras sera nazaréen. » (*Juges* xii-3.)

Il est raconté quelque chose de semblable au livre de Daniel. Pendant que ce prophète était nourri avec d'autres captifs dans le palais du roi de Babylone, il refusa avec trois de ses compagnons les mets exquis et les vins délicieux qu'on leur apportait de la table du roi, pour n'accepter que les aliments qu'il avait accoutumé de manger dans sa patrie, c'est-à-dire des légumes et de l'eau fraîche ; et au bout de dix jours, dit l'Ecriture, on les trouva tous les quatre plus frais et plus robustes que les autres captifs qui mangeaient des viandes et buvaient du vin de la table du roi. (*Daniel* i-15). On serait tenté, avec plusieurs auteurs, de regarder ces

deux faits comme miraculeux, s'ils étaient iso-
lés dans l'histoire. Mais un poète de Rome a soin
de nous apprendre quelque chose d'analogue
des athlètes de l'ancienne Grèce. Pour assou-
plir leurs membres et fortifier leurs muscles,
dès leur bas-âge ils s'astreignaient à de violents
exercices, au support du chaud et du froid, et à
un régime alimentaire dont le vin était rigou-
reusement banni.

> Multa tulit fecitque puer sudavit et alsit,
>
> Abstinuit venere et vino. (Horace *Art. poet.*)

Si ces faits prouvent quelque chose, la meilleure nourriture n'est pas celle qui est la plus
substantielle. Le jardinier brûle son arbre en le
chargeant de trop d'engrais. Le vigneron qui
fume ses ceps perd en qualité ce qu'il gagne en
quantité. Le laboureur qui jette à son bétail une
pâture trop nourrissante obtient de la graisse,
mais ne fait pas de muscles. Il en est ainsi de
l'homme. Les liqueurs fortes peuvent bien lui
procurer une excitation passagère, le vin et la

viande un embonpoint incommode; mais ce ne
sera qu'à une alimentation sobre et frugale qu'il
devra la santé, la beauté, la force et surtout la
longévité.

Telle est l'influence de la nourriture sur le
côté physique de l'homme. Nos observations ne
seraient pas moins intéressantes, si nous ra-
contions ce qu'elle peut sur le côté moral. Rien
de cruel comme les animaux qui se nourrissent
de chair et de sang. Rien de doux comme ceux
qui vivent de graines et d'herbages; et parmi
ceux qui acceptent indifféremment l'un ou
l'autre régime on remarque que le naturel
change avec la nourriture. Par exemple les
chiens et les chats à qui l'on ne donne que du
pain, de la bouillie et du laitage, prennent une
humeur aussi douce qu'enjouée. Le même phénomène se produit chez l'homme. Pendant que
l'Arabe est d'un naturel hospitalier, pendant que
le Turc, le Persan et la plupart des orientaux
qui ne vivent que de pain, de fruits et de légumes, ont une humeur des plus traitables, cer-

taine sauvages de l'Océanie, qui boivent le sang fumant de leurs ennemis et dévorent leurs chairs palpitantes, arrivent à un degré de férocité qui fait frémir....

Il y a plus. Après nous avoir enseigné que, si nous voulons rester jeunes longtemps, il nous faut boire souvent à la fontaine de Jouvence, les anciens nous disent encore que le génie jaillit aux sources d'Hippocrène. Ne serait-ce pas là d'heureuses fictions pour célébrer les bienfaits de l'eau! Ces mêmes jeunes gens que nous avons vus devenir si frais et si vermeils, en ne mangeant que des légumes et en ne buvant que de l'eau claire dans le palais de Nabuchodonosor, l'Ecriture nous dit que Dieu leur donna la science de tous les livres et de toute la sagesse, et à Daniel en particulier l'intelligence des visions et des songes. (*Daniel*, câp. i-17.)

Aussi n'est-ce pas sans raison que les prêtres de l'Egypte, à une époque reculée, nos savants religieux au moyen-âge ne mangeaient que peu d'une nourriture très-frugale et ne buvaient que de l'eau, pour avoir l'esprit plus libre et plus apte à s'élever aux hautes contemplations. « Car c'est un fait, dit Platon, que quiconque se livre à la bonne chère, devient inhabile à tous les dons du génie, des grâces et de la vertu. » (*Plato. In tim. opp.* t. x, page 394.) Et l'Eglise, avec l'infaillibilité qui lui est propre, nous apprend que Dieu se sert du jeûne corporel et de l'abstinence pour élever nos esprits à Dieu, réprimer nos vices et nous donner avec les vertus les biens qui en sont inséparables : *Qui corporali jejunio vitia comprimis, mentèm elevas, virtutem largiris et prœmia.* (Préface de la messe de carême.)

Voilà bien des raisons, ce me semble, pour nous faire aimer la frugalité avouons néanmoins que la pratique en est difficile. Saint Paul conseillait à Thimothée l'usage d'un peu de vin pour sontenir son estomac délabré. *Modico vino utere propter stomachum.* Que de gens qui se trouvent dans ce cas et ont comme

lui besoin d'un vin réparateur et d'une nourriture fortifiante. Joignez-y la foule non moins
nombreuse de ceux qui se sont fait de l'usage
de la viande et du vin une habitude et même
une nécessité, et vous resterez convaincu que
soit plaisir, soit besoin, ces deux mets ont
aujourd'hui leur place obligée sur toutes les
tables. Le mal ne serait pas grand, si l'on savait se borner, et imiter ces sages égyptiens qui
souffraient, dit Bossuet, que la qualité des
viandes et la mesure du boire et du manger
leur fût marquée. — Pour aider à ce résultat,
citons quelques règles données par les pra-
ticiens :

« En thèse générale, dit le docteur Mignot.
(*Traité d'hygiène élémentaire en six leçons*), on
peut dire que plus un aliment renferme de
matière nutritive, moins il en faut; s'il en
possède peu, on en consomme davantage, s'il
en contient beaucoup, on en mange moins,
et l'on arrive presque au même résultat; mais
le travail de l'estomac est plus pénible dans le

premier cas que dans le second. Cependant il ne faut pas abuser des meilleurs choses, et un repas uniquement composé des viandes les les plus rares et les plus savoureuses, serait un mauvais repas, s'il revenait chaque jour. La variété dans la nourriture est la première condition d'une bonne digestion ; les viandes, les légumes et les fruits doivent autant que possible, y entrer en égale proportion. »

De plus, il faut s'observer sur la quantité. On ne saurait guère là-dessus donner de règle uniforme, d'autant plus qu'il faut dans ce dernier cas tenir lieu des tempéraments et des professions. Néanmoins, « si chacun veut s'examiner sérieusement, dit le comte Joseph de Maistre, il demeurera convaincu qu'il mange peut-être la moitié plus qu'il ne doit. » Les anciens jusqu'à Homère, ne faisaient qu'un seul repas par jour, au dire de Platon, et depuis, cette habitude s'est conservée dans beaucoup de monastères et de couvents d'hommes et de femmes qui ne s'en portent pas moins bien pour cela. Relativementi à la qualité, il faut éviter, au moins dans les circonstances ordinaires, « cet art perfide d'exciter un appétit menteur qui nous tue, ces compositions séductrices qui sont précisément pour notre corps ce que les mauvais livres sont pour notre esprit. » (*Soirées de Saint-Pétersbourg* page 52.)

« Les boissons qui sont destinées à satisfaire l'un de nos besoins les plus impérieux, dit le docteur Mignot, méritent aussi notre examen. La plus commune et la meilleure sans aucun doute pour calmer la soif est l'eau pure, que l'on dédaigne, parce qu'elle ne coûte rien, et qui prendrait une valeur inestimable, s'il fallait se la procurer à grand prix... Le vin est aussi une boisson précieuse, c'est une liqueur bienfaisante qui relève les forces et facilite la digestion ; mais c'est une de celles dont on abuse le plus, et tant de maux résultent de cet abus, qu'on hésite à proclamer ses bienfaits. »

« On pourrait s'en préserver, si l'on renonçait à le boire pur ; dans cet état, il entrave la digestion, au lieu de la faciliter ; mêlé à l'eau, il est bien mieux accepté par l'estomac, et c'est ainsi qu'il faut toujours s'en servir, excepté dans de rares exceptions. »

« A la suite des boissons viennent les liqueurs dont l'alcool forme la base, et les infusions stimulantes, telles que le thé et le café. »

La mode et l'habitude ont une grande part à leur usage, et il est aussi facile de s'en passer avant de l'avoir prise, que d'ifficile de s'en priver, une fois qu'on s'y est assujetti. L'hygiène condamne de pareilles habitudes ; mais elle en autorise un emploi prudent dans de certaines circonstances où il peut convenir au maintien de la santé. Le café ou le thé ont leur raison d'être après un repas copieux ; l'absynthe ne l'a pas comme moyen de s'y préparer, et d'exciter un appétit rendu languissant par des excès antérieurs.

« C'est aussi une fâcheuse coutume que de se livrer à l'eau-de-vie et aux autres liqueurs qui en dérivent. Qu'un soldat au moment d'aller au feu, ou après une lutte prolongée; qu'un ouvrier ou un voyageur au moment d'affronter le froid ou un travail pénible, en prennent pour stimuler leur ardeur, je l'accorde, mais non pas à un oisif pour dissiper son ennui.

« Étrange contradiction ! on cherche généralement, dans l'abus des liqueurs excitantes, un surcroît de force, le moyen de ranimer une machine épuisée, et l'on y trouve la paralysie, c'est-à-dire, la suprême faiblesse. C'est par là que périssent les grands consommateurs d'eau-de-vie ou d'absynthe, et l'un des termes ordinaires de l'ivrognerie est l'hydropisie. » *In aquâ moriuntur qui vivunt in vino*, dit l'adage...

Cette sinistre prophétie s'adresse aux excès et non pas à un usage modéré: mais la modération paraît difficile à garder; car le nombre des victimes de cette passion brutale

11

augmente chaque année et force les États d'agrandir leurs hospices d'aliénés et d'incurables.

« L'abus du tabac accompagne souvent celui des boissons et s'ert à l'entretenir. Aucun besoin réel ne justifie l'emploi de cette drogue malfaisante, aussi préjudiciable à la vigueur de l'esprit qu'à celle du corps. L'homme qui en a contracté l'habitude n'est plus qu'un misérable esclave; ni la voix de l'intérêt, ni celle des convenances, ni le soin de sa santé ne peuvent la lui faire quitter; il s'y attache comme à son meilleur ami. Beaucoup de maux d'estomac, de catarrhes de la gorge et des bronches, d'affections du cerveau et de la moëlle épiniére ne reconnaissent pas d'autre cause; pour en guérir il a suffi parfois d'y renoncer, mais peu de fumeurs ont ce courage. Leur exemple ne corrige personne et produit des imitateurs; la contagion gagne de plus en plus toutes les classes et tous les âges. »

Signalons ce nouvel écueil à la jeunesse,

et si nous n'avons pas le bonheur de l'amener au régime sobre et frugal qui fit les athlètes d'autrefois, au moins puissions-nous la prémunir contre la plus dangereuse de toutes les ivresses, celle de l'alcool et du tabac.

TROISIÈME PARTIE

EXPLICATION

DE

LA FORMATION DES RACES HUMAINES

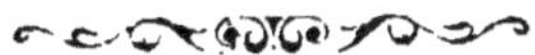

CHAPITRE Iᵉʳ

TOUS LES HOMMES DESCENDENT D'UN SEUL COUPLE

« Il est une école de savants, dit Louis
Figuier, qui prétend que la création de notre
espèce a été multiple, que chaque type a pris
naissance dans les régions où il se trouve au-

jourd'hui, et que ce n'est point l'émigration, suivie de l'action du climat, du milieu et des habitudes qui a donné naissance aux différentes races humaines...

Nous pensons, nous, que l'homme a eu un centre unique de création sur le globe; que cantonné à l'origine sur une région particulière, il a rayonné de ce point dans tous les sens, et que par ses migrations, jointe à la multiplication rapide de ses descendants, il a fini par peupler toutes les régions habitables du globe. »

Nous avons pour preuve de cette thèse, les données de la révélation et les inductions de la science.

1° « Dieu a tiré d'un seul sang tout le genre humain, dit saint Paul à l'Aréopage. » (*Act.* XVII 26) Moïse avait dit avant lui : Noé avait trois fils qui sortirent de l'arche, Sem, Cham et Japhet, et par eux la race humaine s'est propagée par toute la terre. » (*Genèse* IX 19.) L'unité de l'espèce humaine en Adam et en Noé est donc un fait révélé, et la science venant à l'appui des assertions de la *Bible*, établit cette unité par une preuve péremptoire.

« En effet prenez deux individus de sexe différent, unissez-les, et si de leur union il résulte un individu nouveau qui soit fécond à son tour, vous aurez affaire à deux individus de la même espèce. Si au contraire l'union des deux individus est stérile, où si leur produit est lui-même stérile, vous aurez affaire à deux individus d'espèce différente...

« Ainsi dans le règne végétal vous pouvez obtenir des fécondations artificielles d'un poirier, en portant sur les étamines de ce poirier, le pollen des fleurs d'un autre poirier. Le fruit se formera, et les graines qui en proviendront seront elles-mêmes fécondes. Mais si vous essayez de faire la même opération entre un poirier et un pommier, vous n'obtiendrez aucun résultat ; La raison en est que dans le premier cas vous avez affaire à deux arbres de la même espèce, et que, dans le second, les arbres sont d'espèce différente...

« Il en est de même du règne animal. Malgré des observations faites depuis des milliers d'années, on n'a jamais vu une brebis fécondée par un bouc, ni une cavale par un bison. On obtient à la vérité des croisements entre le cheval et l'ânesse, entre l'âne et la jument, mais les individus sortis de ce croisement, c'est-à-dire les mulets et les bardots, sont des animaux inféconds, incapables de se reproduire entre eux. Au contraire unissez entre eux des chevaux de n'importe quelle contrée, de n'importe quelle taille et quelle couleur, vous obtenez des produits qui sont féconds à leur tour... La raison en est que dans ce dernier cas il y a même espèce, tandis que dans le premier il y a changement d'espèce.

Telle est d'après Buffon, Cuvier et la plupart des naturalistes, la loi absolue, invariable, qui régit les espèces dans le règne végétal comme dans le règne animal, et empêche les types de se mêler et de se confondre.

Or c'est un fait notoire et cent fois prouvé

que tous les êtres humains qui peuplent aujour
d'hui le globe peuvent s'unir et avoir une
descendance féconde : « Ainsi le nègre et la
femme blanche s'unissent et donnent des mulâtres; mulâtres et mulâtresses sont féconds et
ont une descendance féconde. Les mariages
entre individus de race rouge et brune sont
féconds; et bien plus la fécondité des métis est
supérieure à celle des hommes et des femmes
de même couleur. » (Louis Figuier, *Races
humaines*) .

Il est donc certain que tous les hommes sont
de la même espèce, et conséquemment sont nés
d'un seul couple, car c'est un axiome en histoire
naturelle qu'on ne doit pas admettre *le plus* là
où *le moins* suffit pour expliquer un phénomène. Or un seul couple étant suffisant pour
produire tous les individus qui sont aujour-
d'hui répandus sur la surface du globe, il serait
aussi superflu qu'irrationnel d'en admettre
plusieurs.

Il est certain, d'après les données de la révélation, probable d'après celles de la science, que ce couple unique vit le jour pour la première fois sur les plateaux de l'Asie centrale, et qu'il partit de là pour aller occuper de proche en proche le globe tout entier.

Voici les faits scientifiques qui viennent à l'appui de ce sentiment. « On trouve autour du massif central de l'Asie, les trois types organiques fondamentaux de l'homme, c'est-à-dire l'homme blanc, le jaune, le nègre. Le noir s'en est un peu écarté, quoiqu'on le trouve encore au sud du Japon, dans la presqu'île de Malacca, dans les îles Andamans, dans les Philippines, à l'île Formose. L'homme jaune forme en grande partie la population actuelle de l'Asie, et l'on sait d'où venaient ces hommes blancs qui ont inondé l'Europe, à l'époque des grandes invasions; ces conquérants appartenaient à la race Aryenne ou Persane, ils arrivaient du centre de l'Asie. » (Louis Figuier).

La linguistique ou l'étude comparative des langues nous conduit aux mêmes résultats. On sait que Guillaume de Humboldt a pu réduire les huit cent soixante langues et les cinq mille dialectes des langues éteintes ou vivantes sur le globe, à trois classes principales ; les langues simples ou monosyllabiques, dans lesquelles chaque mot ne comprend qu'une syllabe ; les langues agglutinatives, dans lesquelles les mots se rejoignent et les langues à flexion dans lesquelles les mots se modifient par les désinences ou la place qu'ils occupent. — Or ces trois formes générales du langage se rencontrent aujourd'hui autour du massif central de l'Asie. La langue monosyllabique se parle dans toute la Chine, et dans les différents états qui dépendent de cet empire ; les langues agglutinatives se parlent au nord de ce plateau, et s'étendent jusqu'à l'Europe ; enfin les langues à flexion se parlent dans cette dernière contrée et dans toute la portion de l'Asie occupée par la race blanche.

Autour du massif central de l'Asie on trouve donc à la fois et les trois couleurs fondamentales de l'espèce humaine et les trois types principaux du langage humain. Il y a donc scientifiquement parlant, sinon une preuve péremptoire, au moins une forte présomption, que l'homme s'est montré pour la première fois dans cette même région où l'Ecriture place le berceau du genre humain.

D'autres savants ont obtenu par leur recherches des résultats plus décisifs encore. M. le chevalier de Paravey, en s'aidant de tous les travaux de la science ethnographique, est arrivé à cette conclusion : « qu'il n'a existé qu'un seul et unique centre de civilisation par toute la terre, et que tous les peuples ont puisé leur civilisation à la même source et dans le même pays où la Genèse place la famille de Noé après le déluge » (*Essai sur l'origine unique et hiéro-glyfique des chiffres et des lettres de tous les peuples.*)

« Il est prouvé aujourd'hui, dit Ajasson, (*Notions générales.*) par les résultats d'études laborieuses que toutes les lagues dérivent d'une souche commune, dont le siège a été l'Orient. »

« Il y a, dit Herder, une grande probabilité que la race humaine, et aussi son langage, remontent à une souche commune, à un premier homme, et point à plusieurs, dispersés dans les différentes parties du monde. »

CHAPITRE II

DIVERSITÉ DES RACES HUMAINES

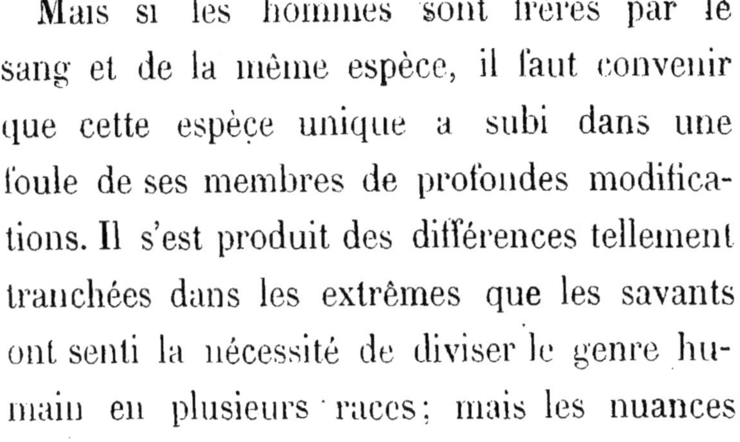

Mais si les hommes sont frères par le sang et de la même espèce, il faut convenir que cette espèce unique a subi dans une foule de ses membres de profondes modifications. Il s'est produit des différences tellement tranchées dans les extrêmes que les savants ont senti la nécessité de diviser le genre humain en plusieurs races; mais les nuances des milieux sont restées si imperceptibles, qu'il a été presque impossible d'effectuer cette division d'une manière naturelle au point de vue scientifique. Aussi trouvons-nous, presque autant de classifications que de savants.

La plus ancienne est de Buffon. Prenant de larges bases, ce dernier se contente de poser trois types fondamentaux de l'espèce humaine, établis depuis l'antiquité, sous les noms de race blanche, race noire et race jaune. Mais ces trois types ne résument pas à eux seuls toutes les physionomies humaines. Les anciens peuples de l'Amériques, les Peaux-Rouges, selon le terme vulgaire, échappent au cadre de cette classification, et la distinction entre le nègre et le blanc n'est pas toujours facile. En Afrique les Abyssiniens, en Amérique, les Californiens, en Asie les Hindous ne sont ni noirs, ni blancs. Aussi Blumenbach croit-il compléter la classification de Buffon en y joignant la race malaise et la race Américaine.

Lacépède dans son *Histoire naturelle de l'homme*, ajoute aux races admises par Blumenbach *l'Hyperboréenne*, qui contenait les habitants des parties septentrionales du globe pour l'un et l'autre continent...

Cuvier revint à la division de Buffon, c'est-à-dire qu'il n'admit que la race blanche, noire et jaune, en faisant de simples dérivés des races *Malaise* et *Américaine*.

Toutes ces clasifications sont basées sur la couleur de la peau. Cette dernière cependant n'est pas le seul caractère qui constitue une race. Le nègre diffère du blanc moins par la teinte des tissus, que par la structure de la face et du crâne, et les rapports des membres entre eux. Ce sont là des éléments de classification dont il est impossible de ne pas tenir compte. Mais alors il faudra multiplier les races, en admettre quinze ou seize, comme Bory de Saint-Vincent ou Desjardins, ou même d'avantage avec des bases qui changent journellement comme le Protée de la Fable.

Pour obvier à cet inconvénient un savant anthropologiste de notre siècle, l'anglais Pritchard, adopta une classification en apparence plus rationnelle. Partant de ce principe que toutes les langues du globe appartiennent à trois formes fondamentales, il a divisé le genre humain en trois grandes familles, selon qu'il parle l'une ou l'autre de ces langues; ce sont les familles Aryenne, Semitique et Égyptienne. Ce sont là comme les trois souches-mères qui portent les rameaux des différents peuples. Cette division paraît logique. Elle a le tort de réunir sous un même groupe, parcequ'elles parlent la même langue, des tribus de couleur et de configuration les plus diverses, telles que celles en nombre infini qui peuplent les îles de la mer du Sud.

Ce genre de classification sort donc des habitudes consacrées en histoire naturelle. Aussi n'a-t-elle pas trouvé faveur auprès des anthropologistes modernes qui prennent généralement pour base la coloration de la peau.

M. de Quatrefages en particiculier reprend les trois types fondamentaux de Buffon, à savoir les types blanc, jaune et nègre et y adjoint sous le titre *Races mixtes se rattachant à chaque tronc* un nombre plus ou moins grand et arbitraire de races qui n'ont pas trouvé place dans les trois grandes divisions.

Enfin un naturaliste belge, Omalius d'Halloy, fait revivre la classification de Blumenbach sous des termes plus simples. Selon lui l'espèce humaine se divise en cinq races qui sont : les races blanche, noire, jaune, brune et rouge.

Il était de notre devoir de signaler ces diverses classifications. Nous l'avons fait en empruntant la plupart des détails au volume de Louis Figuier, intitulé, les *Races humaines*. Maintenant laissant à de plus experts que nous le soin de décider quelle est la meilleure de ces divisions, nous allons aborder une autre question non moins épineuse, à savoir : quelles sont les causes qui ont produit ces différentes races....

CHAPITRE III

FORMATION DES RACES HUMAINES

Quatre choses, avons nous dit plus haut, contribuent particulièrement à la beauté physique de l'homme : le sang, l'imagination, le climat, la nourriture. Une ou plusieurs de ces conditions se trouvent-elles en défaut, cette beauté en souffre d'autant. C'est donc de la perfection de chacune d'elles et de leur réunion tout à la fois que résultent ces beaux types dont nous fournissent tant d'exemples les races caucasiques, notamment les Juifs et les Grecs. Arrêtons un instant nos regards sur ces deux peuples.

§ 1. — CAUSES DE LA BEAUTÉ DU PEUPLE JUIF

Ce noble rejeton d'Héber avait reçu de Dieu la défense formelle de jamais prendre pour épouse, ni une femme de son sang, ni une fille étrangère. Il fut fidèle à cette loi qui le préserva dans le premier cas des conséquences désastreuses qui s'attachent aux mariages entre parents, et dans le second cas des suites déplorables de l'Idolâtrie. — De plus chez ce peuple béni de Dieu le mariage conserva toujours le principal but de son institution qui est de continuer l'œuvre du Créateur par la procréation des enfants. C'était un opprobre pour une juive de rester inféconde, opprobre tel que l'Égyptienne Agar, ne craignit point d'insulter à sa maîtresse stérile, aussitôt qu'elle se sentit devenir mère. Les enfants étaient regardés comme une bénédiction du ciel, loin d'être, comme dans nos sociétés abatardies, le fruit souvent inattendu d'un calcul trompé. Aussi quand Lia eut son sixième fils, l'appela-t-elle *Aser*, nom qui signifie : *Il m'arrive un bonheur!* et quand Rachel rendit Jacob père de son onzième enfant, elle le nomma *Joseph*, c'est-à-dire. *Dieu a augmenté ma joie!*

Une nombreuse famille qui se pressait comme un essaim autour du foyer, telle était la plus belle fortune d'un ménage, le bonheur envié de préférence. Aussi quand les enfants tardaient à paraître, on les demandait à Dieu, on se répandait en prières dans le temple, on faisait en quelque sorte violence au ciel par des supplications et des larmes. Et ces fils ainsi obtenus par l'ardeur de la foi et les flammes de la prière avaient pour l'ordinaire un cachet divin...

Joignez à cela la faveur des apparitions divines et vous aurez le secret de la beauté extraordinaire de ce peuple...

En effet nous avons dit plus haut que la mère forme son enfant sur le modèle qu'elle a sous les yeux ou sur l'image qui occupe sa pensée ou moment qu'elle le conçoit. Or quoi de plus propre à l'impressionner vivement, et par suite à laisser dans son imagination frappée des types accomplis de beauté, que ces apparitions sous forme humaine qu'on rencontre si fréquemment dans l'histoire du peuple de Dieu.

« De si haut qu'on reprenne l'histoire sacrée, dit Bossuet, on y trouve que Dieu apparaît en figure humaine aux patriarches, aux prophètes. Un des hommes que voit Abraham et qu'il reçoit en sa maison, se trouve être le Seigneur même ; qui donne un fils à Sara, quoique stérile ; à qui Abraham adresse des prières comme à Dieu ; qui parle lui-même comme Dieu et dispose de toutes choses avec

une suprème autorité. » Et un peu plus loin :
« Toutes ces apparitions préparaient et com-
. mençaient l'incarnation du Fils de Dieu, l'incarnation n'étant autre chose qu'une apparition
de Dieu au milieu des hommes plus réelle et
plus authentique que toutes les autres. » (*Bossuet*, Xe *Semaine*, VIe *élévation*).

« Ce Dieu que virent les élus d'Israël, aprés
la loi écrite, dit Rohbacher, était apparemment
le Verbe de Dieu, sous forme humaine, le prophète à venir, comme Moïse. Jusque-là, comme
nous l'apprend l'apôtre, il avait fait entendre
la loi à tout le peuple par le ministère des
anges. » (*Rohrbacher, liv.* VI).

« Age d'or, temps heureux, où les esprits célestes
Remplissaient ici bas leurs messages divins,
Où l'Ange, hôte indulgent du premier des humains,
L'entretenait du Ciel, des grandeurs des son maître,
Quelquefois s'asseyait à sa table champêtre,
Oubliant pour ses fruits le doux nectar des Dieux »

(*Milton, traduct. de Delille.*)

L'Écriture nomme plusieurs femmes qui

éurent cette insigne faveur. Sara, épouse d'A-
braham; la mère de Samsom, épouse de Ma-
nué; Sara épouse de Tobie, etc., et sans doute
qu'il y en eut beaucoup d'autres. Or encore
une fois quelle impression de beauté extraordinaire ne devaient pas laisser dans l'imagination de femmes déjà si belles, le fils de Dieu
lui-même ou ses envoyés mystérieux en se
révélant à elles sous des formes étincelantes
d'éclat et de lumière. Aussi quelle beauté que
celle d'Isaac, de Jacob, de Samuel, de Jean-
Bàptiste et de tous ces héros qui naissaient
sous de si favorables auspices ! — Il serait trop
long d'examiner en détail chacune de ces apparitions. Tenons-nous en aux deux que l'Ecriture met le plus en relief, je veux dire celle qui
fut faite à la mère de Samsom à deux reprises
différentes, et celle qui accompagna l'incarnation du fils de Dieu dans le sein virginal de
Marie.

Disons préalablement que c'est l'enseignement commun des pères de l'Eglise que dans

toutes leurs apparitions le fils de Dieu ou ses
anges prennent toujours une forme et un extérieur en harmonie avec la fin qu'ils se propo-
sent. *Solet Deus vel angelus congruam per-
sonæ et rei de quâ agitur et ob quam apparet
formam speciemque et habitum assumere.* (Cornel.
comm. Deut v.-13). C'est ainsi que pour éprou-
ver la foi et la charité d'Abraham, ils lui appa-
raissent sous la figure de trois voyageurs fati-
gués. C'est ainsi que pour exciter le courage de
Josué, le chef de la milice céleste, se révèle à
lui sous les traits d'un guerrier qui vient lui
prêter l'appui d'un glaive puissant.....

Par la même raison l'ange mystérieux qui
apparaît à la mère de Samson doit prendre un
extérieur en rapport avec la fin qu'il se propose. Or, dans une mission qui n'a rien que
d'heureux et de flatteur pour l'épouse de Ma-
nué, puisqu'il s'agit de lui annoncer que Dieu
a écouté ses vœux et va la rendre mère, nous
lui voyons prendre un air des plus menaçants.
C'est au point que celle-ci s'enfuit toute trem-

blante vers son mari pour lui dire : « Un homme de Dieu m'a apparu, ayant le visage d'un ange, et un aspect menaçant, *terribilis nimis...* (*Jud.* XIII-6). Comprendrait-on un abord si étrange dans de pareilles circonstances, sans le but évident d'impressionner vivement cette femme, et par suite de graver dans son imagination l'air martial et les traits guerriers du héros qu'elle doit enfanter, du redoutable Samson ?

J'en dirai autant des circonstances qui accompagnent l'incarnation du Fils de Dieu dans le sein virginal de Marie. Pendant que cette humble Vierge est dans son modeste oratoire l'esprit occupé de la pensée du Messie..... et appelant de toute l'ardeur de ses vœux le jour fortuné qui le donnera à la terre, voici que l'archange Gabriel paraît soudainement à ses yeux sous les traits d'un jeune homme plein d'une douce majesté, et la salue *pleine de grâce*. Ce spectacle étrange joint à un langage insolite la remplit d'un saint effroi. — « O

Marie ne craignez point, lui dit l'ange, car vous avez trouvé grâce devant Dieu. Vous concevrez en votre sein et vous enfanterez un fils et vous l'appellerez du nom de Jésus. »

Marie consent, après que l'ange l'a assurée que cette merveille s'accomplirait en elle, sans détriment pour sa virginité ; et à l'instant même, pendant que tout son être est sous l'émotion qui l'a saisie, et que la figure rayonnante de l'envoyé céleste, brille à ses yeux, le Fils de Dieu est conçu dans son sein, sans doute à l'instar du divin exemplaire qui frappe son chaste regard.

Cette explication choquera moins, si nous la rapprochons d'un passage de la Genèse auquel elle se lie intimement. C'est celui où Dieu prescrit à Moïse de construire le tabernacle sur un plan dont il lui trace les dimensions et la figure. Après lui avoir mis cette esquisse sous les yeux, il ajoute : « Regarde et fais le tabernacle sur ce modèle. *Inspice et fac secundum exemplar.* Saint Basile ne voit dans ce tabernacle inanimé qu'une figure. Selon lui, le vrai tabernacle de Dieu, c'est l'humanité de Notre-Seigneur, et la Très-Sainte Vierge en est l'architecte.... En s'adressant à Moïse, Dieu a donc en vue un autre personnage, sa très-sainte Mère, et c'est à elle qu'il dit en réalité, en faisant briller à ses yeux la figure rayonnante de l'archange : « Regardez, et vous concevrez sur le modèle qui vous descend des saintes montagnes. *Inspice et fac secundum exemplar....* »

C'est donc à des révélations d'un genre particulier que le peuple Juif nous paraît redevable en partie de la beauté de ses principaux personnages. Ce n'est pas tout. Ces héros conçus dans de si belles conditions et tirés sur de si beaux modèles, avaient encore le privilége insigne de vivre sur un sol des plus riches et sous un climat des plus délicieux. Tel est le témoignage unanime, que rendent de la Judée, les auteurs inspirés et les anciens géographes. Il est vrai que les voyageurs modernes sont loin de partager le lyrisme de nos livres saints. Mais hélas! qu'ont-ils vu?... Des ruines!... Depuis que la colère de Dieu s'est appesantie sur elle, on peut dire que la terre promise n'existe plus! Ce n'est plus une ville que les murs calcinés qui survivent à l'incendie! Tel est le spectacle navrant que présentent ces contrées, autrefois si fertiles et si belles, ce sol que le neveu d'Abraham comparait à l'antique Eden : *sicut paradisus Domini (Gen.* xiii-10). Ses cités les plus florissantes sont rasées, ses riches plantations d'oliviers et de figuiers, ses forêts de cèdres et de bois de senteurs, détruites par le fer et le feu, et ses habitants ou frappés par le glaive, ou jetés par la conquête aux quatre vents du ciel.

Non, il n'est pas possible de trouver dans la Palestine d'aujourd'hui la terre promise d'autrefois. Néanmoins quel pays merveilleusement situé! D'un côté la Grande Mer qui le baigne dans toute sa longueur et d'où s'élèvent des vapeurs qui retombent sur les coteaux en rosées bienfaisantes! De l'autre, une double chaîne de montagnes, le Liban et l'Antiliban, qui le

protégent contre les sables et les vents brûlants
du désert d'Arabie. Le Jourdain et ses nombreux affluents qui le traversent du nord au
sud, des hauteurs de Tyr et de Sidon à l'antique
Pentapole.... partout des sommets ombragés
d'oliviers ou des vallées verdoyantes! Faut-il
s'étonner qu'au spectacle de pareilles merveilles, Moïse ait poussé des hauteurs du Nébo, un
cri de reconnaissance vers le ciel, et béni le Dieu
trois fois miséricordieux qui daignait tirer son
peuple des plaines incultes de l'Arabie pour
l'établir sur un sol montagneux, sur une terre
où le miel, dit-il, sort du creux des rochers et
l'huile, des fentes de la pierre. (*Deut.* xxxii-13.)

Aussi, quand Josué s'avança pour faire la
conquête de ce pays, il le trouva occupé par
trente-et-un rois, tous puissants et robustes,
et par des peuples d'une stature si élevée, que
les Juifs, auprès d'eux, si nous en croyons le
récit de ses envoyés, ne paraissaient que comme
des sauterelles; *quibus comparati quasi locustæ
videbamur.* (*Num.* xiii-34.)

A un sol des plus fertiles, à un climat des plus sains, se joignait une alimentation des plus frugales. Les fruits des champs, du pain d'orge ou de froment, de l'eau pure, du lait et du miel parfois des viandes bien choisies et un vin bien naturel, telle était la nourriture ordinaire des Hébreux. Encore la viande et le vin étaient-ils un luxe réservé à la table des grands ou aux repas de fête. Et en aucun cas on ne faisait usage de ces liqueurs corrosives et de ces drogues malfaisantes auxquelles nos peuples modernes peuvent bien s'habituer, comme Mithridate au poison, mais qui finalement ruinent les tempéraments et hébètent les esprits. Ainsi, quand les Israélites, à l'entrée du désert sont saisis d'une soif ardente, pour l'étancher, ils ne demandent à Moïse que de l'eau pure. *Da nobis aquam, ut bibamus. (Exode* xvii-2). Aux noces de Cana, nous voyons bien les époux servir du vin à leurs invités, mais ils se l'étaient procuré pour la circonstance, et en si petite quantité, qu'il fait défaut avant la fin du repas. — J'en dirai autant de l'usage de la viande. Abraham tue un jeune veau de ses étables pour recevoir les envoyés mystérieux qui acceptent chez lui l'hospitalité. Le père de l'enfant prodigue en fait autant pour fêter le retour de son fils. Mais ces faits étaient si rares que dans cette dernière circonstance, l'aîné des deux enfants crut devoir s'en plaindre à son père et lui dire : « Eh quoi! il y a tant d'années que je vous sers sans avoir transgressé vos ordres, et vous ne m'avez jamais donné même un chevreau pour me réjouir avec mes amis, et au retour de votre jeune fils qui a dissipé son héritage avec des courtisanes, vous tuez un veau gras! » (*S. Luc,,* xv).

Ainsi en temps ordinaire le peuple, même aisé, se passait de viande et de vin. Ceci explique pourquoi le riche Booz en invitant Ruth à manger à la table de ses moissonneuses, ne lui offre qu'un peu de pain trempé dans du vinaigre.... Quand Isaï, père de David, envoie ce dernier porter les provisions de bouche de ses trois frères qui combattaient dans les rangs de l'armée de Saül, nous lisons qu'il lui donne un éphi d'orge, dix pains et quelques fromages. Il n'est fait mention d'aucune boisson. L'eau du torrent leur suffisait. C'était là la nourriture ordinaire de la famille; et cependant ce jeune pâtre avait puisé dans ce régime frugal une vigueur qui lui permettait de dire en toute vérité : « Quand je faisais paître le troupeau de mon père, si un lion ou un ours venait à me ravir un bélier, je le poursuivais et lui arrachais sa proie de la gueule, et s'il se levait contre moi, je le prenais à la gorge et l'étouffais dans mes bras. » (*Reg.* I, cap. xviii-34.) Saül, berger comme lui, avant d'être roi, fut sans doute nourri de la même façon, et l'Ecriture nous assure que c'était le plus bel homme de tout Israël. (*Reg.* I, cap. ix-2.)

Le peuple hébreu se trouva donc dans les meilleures conditions possibles pour conserver ou même augmenter la beauté de ses formes natives. Passons au peuple grec.

§ II CAUSES DE LA BEAUTÉ DES GRECS

A part les Juifs, nous ne trouvons aucun peuple dans l'antiquité, dont les formes physiques soient comparables à celles du peuple grec. Aujourd'hui même, malgré les symptômes d'une décadence sociale qui devait aboutir à plusieurs siècles d'asservissement, les Grecs possèdent encore la plupart des caractères physiques de leurs ancêtres, tels que : « Un front élevé, l'espace interoculaire assez grand, offrant à peine une légère inflexion à la racine du nez ; ce dernier droit ou aquilin ; les yeux grands, largement ouverts, couronnés d'un sourcil peu arqué ; la lèvre supérieure courte, la bouche petite ou médiocre et d'un gracieux contour : le menton saillant et bien arrondi... »

Longtemps on a supposé que les magnifiques têtes que l'on admire dans les sculptures grecques, telles que l'Apollon du Belvédère, n'étaient pas la reproduction exacte de la nature, et que certains traits avaient été exagérés dans le sens de la beauté idéale. Mais on a trouvé de nos jours des crânes d'anciens grecs qui sous le rapport des proportions et des contours généraux de la tête, démontrent que chez ce peuple, la nature et la statuaire étaient en parfaite harmonie.

Que si nous cherchons la cause de cette harmonie, nous la trouverons dans ce fait, que les Grecs, à l'instar des Juifs, se sont développés au milieu des conditions qui font les beaux peuples. Je ne veux point m'arrêter ici sur le climat de cette contrée, dont tous les voyageurs nous font l'éloge. On admire le ciel de la Grèce à l'égal du ciel d'Italie. Je dirai peu de chose de la frugalité des anciens Pélasges. Qui ne connaît le brouet noir des Spartiates et leur sobriété proverbiale? Leur genre de vie était des plus

propres à favoriser le développement du corps :
« Ils avaient appris de bonne heure, dit Bossuet, les exercices de la lutte, la course à pied, la course à cheval et sur des charriots, et d'autres exercices corporels qu'ils mirent dans leur perfection par les glorieuses couronnes des jeux olympiques. »

« Mais ce qui fit surtout la gloire de l'antique Hellade et eut une influence heureuse sur ses formes typiques, ce fut le développement prodigieux que prirent chez elles les arts et les sciences. — Issus de Javan, fils de Japet, ces peuples avaient une origine Caucasienne. Des colonies Helleniques et Pelasgiennes, parties des mêmes contrées, vinrent à diverses reprises, renforcer les premières migrations. Le Scythe Prométhée fut, dit-on, le père des arts dans la Grèce. Aussi le vulgaire crût-il qu'il avait dérobé au ciel le feu qui les enfante. Athènes en fut le berceau. De là ils rayonnèrent comme d'un foyer dans le reste du Péloponèse. Leurs rudimens furent des chefs-d'œuvre.

Hésiode et Homère, Sophocle et Euripide, Pindare et Démosthène, Thucidide et Xénophon, Platon et Aristote nous ont laissé des ouvrages immortels.

« Les sciences jetaient en même temps de vives lumières. Hippocrate créait la médecine, Euclide la géométrie, Archimède la mécanique. L'architecture eut son tour. Elle prit la nature humaine pour type de ses belles créations.

« L'homme fournit les proportions de l'ordre dorique : comme plus majestueux il était consacré aux grands dieux et aux héros. La femme plus svelte, plus délicate, donna celle de l'ordre ionique; celui-ci a été plus fréquemment employé aux temples des déesses. Inventé par Callimaque, le corynthien semblable à une jeune fille, fraîche belle, mais intacte, n'est qu'un composé des autres, plus délicat et plus orné. » (*Lettres d'Italie*, tom v, 1780).

Sous le pinceau magique des peintres grecs ces temples s'enrichirent de toiles incomparables : « On connaît la lutte de Zeuxis et de Parrhasius, deux coloristes d'Athènes qui prétendaient tous les deux n'avoir pas de rival dans l'imitation de la nature... Zeuxis, voulant montrer son habileté peignit des raisins, et l'on prétend que des oiseaux s'approchèrent pour les becqueter, tant l'imitation était fidèle. Parrhasius dessina dans un coin de son tableau une portion d'un objet quelconque, et à côté il peignit un rideau qui semblait cacher le reste de la scène. Zeuxis lui-même fut dupe de l'apparence, et il avança la main pour écarter le rideau. Alors Parrhasius s'écria : Je t'ai vaincu, car tu n'as séduit que des oiseaux, et je t'ai fait illusion à toi-même. » (Ernest Duplessis). Pendant que de pareils peintres ornaient ces temples de toiles immortelles, des sculpteurs comme Praxitèle et Phidias, faisaient vivre sur le marbre, les héros d'Athènes et les dieux de l'Olympe. Nous possédons au Belvédère une statue d'Apollon, œuvre du ciseau grec : « A l'aspect de ce prodige de l'art, écrit Winckelmann, j'oublie tout l'univers, de l'admiration

je passe à l'extase : je sens ma poitrine se dila-
ter et s'élever ; je suis transporté à Délos et
dans les bois sacrés de la Lycie, lieux qu'Apollon honorait de sa présence. » (*Histoire de
l'art*, liv. vi, cap. vi). Or, si la vue d'une simple
statue suffit pour exciter un pareil enthousias-
me, quel ne devait pas être l'exaltation de ces
foules impressionables, à la vue de tous ces
chefs-d'œuvre qui remplissaient les temples
d'Athènes, de Delphes et de Corynthe, surtout
si vous joignez à cela les louanges des héros
grecs, en des vers que tout le monde savait par
cœur et répétait à l'unisson dans ces sanctuai-
res sacrés, au son mélodieux de mille instru-
ments de musique.

Et s'il est vrai, comme nous l'avons prouvé
plus haut, que la mère moule son enfant sur
les formes de sa pensée, comme ils devaient
être beaux ces jeunes grecs conçus et figurés
sous l'influence de pareils chefs-d'œuvre ! A leur
tour les artistes s'emparaient de ces types nouveaux, dont la beauté effaçait celle des anciens

modèles, et en idéalisant tant soit peu les points faibles, faisaient des toiles et des statues plus belles que les précédentes. Il y avait comme un flux et un reflux de l'art à la nature et de la nature à l'art; et c'est à cette double action qu'il faut attribuer l'harmonie parfaite que tous les observateurs ont remarqué entre les statues et les types grecs, harmonie telle qu'on dirait ces types calqués sur les mêmes modèles ou fondus dans les mêmes moules que les statues de leurs dieux.

§ III FORMATION DE LA RACE NOIRE

« L'homme, dit Gorres, (*Mystique divine,* ch. XIV.) a été créé à l'image et à la ressemblance de Dieu. Il a été créé par le Père, dans le Fils, que le Saint-Esprit unit au Père par le lien de l'amour. De même que le Père rayonne éternellement au-dedans de soi dans le Fils par le Saint-Esprit, ainsi produit-il au dehors dans le Fils et par le Fils toutes les créatures. L'univers entier porte donc cette triple empreinte, les esprits célestes aussi bien que les éléments de la création inférieure, les uns comme image, les autres comme ressemblance. L'homme composé de deux natures porte à la fois l'empreinte de la divinité et comme image et comme ressemblance.

« Or, parmi les esprits célestes une partie abusant de la liberté que Dieu leur avait donnée, ont détouré leurs regards de Celui à l'image de qui ils avaient été créés; et se regardant avec complaisance en eux-mêmes, comme en un miroir, ils ont défiguré en eux l'image du Créateur. Puis par contre-coup dans la nature extérieure, soumise à leur action, s'est altérée aussi la ressemblance de la divinité. L'homme n'a pu échapper à cette loi dégradante. Par suite du péché auquel il a succombé, l'image de Dieu a été défigurée dans son âme, et par une conséquence nécessaire la ressemblance divine s'est altérée en son corps. Placé comme médiateur entre le monde des esprits et le monde des corps, et trouvant ainsi déformés les deux termes qu'il devait unir, il a participé à leur difformité et dans son corps et dans son âme, et c'est ainsi que son être tout entier a été profondément altéré. La créature à laquelle il avait cru de préférence à Dieu a gravé à la place de Dieu son empreinte en son âme; et

son corps a pris le cachet de la nature extérieure bouleversée par les anges rebelles... »

A partir de ce moment deux effets opposés
se sont produits en lui : l'un, celui de la res-
tauration, par lequel sous l'action de Dieu et
sous l'influence de ses divins exemples, l'homme
tend à rétablir dans son corps et dans son âme,
l'empreinte divine, effacée par le péché; l'autre,
celui de la chute, par lequel l'homme tombé et
mis en rapport avec les puissances infernales,
efface de plus en plus l'image divine, pour y
substituer celle du démon, en se transformant
pour ainsi dire en lui.

Nous avons vu les fils d'Héber, le cœur et
les yeux attachés sur les envoyés mystérieux
qui leur viennent du ciel, puiser dans ces contemplations sublimes, une source intarissable
de grandeur et de beauté ; la race pervertie de
Chus et de Misraïm va nous fournir un spectacle opposé. Ses yeux charnels s'abaissent sur
d'ignobles créatures, son cœur dépravé s'y attache, et son corps finit par en prendre l'em-

preinte avilissante, en sorte que vérifiant à la lettre l'anathème lancé par le prophète Osée contre les adeptes du culte idolâtrique, de ce culte que saint Thomas appelle le plus grand des crimes, et l'Ecriture la source de tous nos maux, ils deviennent hideux comme les objets de leur criminelle adoration. *Facti sunt abominabiles sicut ea quæ dilexerunt.* (Osée, cap. ix-10.)

Voilà tracée en deux mots, l'histoire de ia race nègre.

En effet, en traversant l'Egypte, cette terre coupable qui est comme un vaste temple d'idoles, Pluth, le père des Africains septentrionaux, apprend à se prosterner devant de vils animaux. Je ne sais par quelle diabolique inspiration ceux qui sont noirs sont l'objet de toutes les préférences. Dans l'Eptanomide, dans la Thébaïde et jusque dans les sables Lybiens, partout s'élèvent des temples et se dressent des statues en l'honneur du bœuf *Apis*, du chien *Anubis*, du bélier Ammon. Et ces statues sont encore *noires* comme les dieux dont elles sont les représenta-

tions grossières. Parlons de la statue de **Mem-**
non, la plus célèbre de ces contrées : « Elle était,
dit Pline, d'une pierre basaltique qui a la couleur et la dureté du fer. » (Pline, *Hist. nat.*, liv.
36, cap. VII.) Philostrate, qui vivait sous l'em-
pereur Caracalla, vit cette statue avec plusieurs
autres voyageurs. Elle était de pierre *noire*, et
avait la bouche béante, comme une personne
qui veut parler. Cette attitude ne les surprit
point d'abord ; mais lorsque les rayons du soleil
vinrent à darder sur sa tête, ils ne furent pas
plus tôt arrivés sur sa bouche, que, soit inter-
vention diabolique, soit effet d'un mécanisme
ingénieux, elle se mit à faire entendre des sons
articulés, ce qui leur parut un prodige. (Philostrate, *vie d'Appolonius de Thyane*.)

Cette statue qui parlait ainsi au lever de l'aurore avait des dimensions colossales. L'anglais
Richard Pockocke qui n'en vit que la moitié en
1738, en donne quelques-unes. De la plante des
pieds au genou, elle avait six mètres de hauteur.
Elle reposait sur un piédestal monolithe de

33 pieds de long sur 19 pieds de large. En sup-
posant les proportions bien observées, comme
le faisaient les anciens, la statue entière devait
dépasser cent pieds de hauteur. Autour de cette
statue mutilée, Pockocke trouva beaucoup
d'autres débris de figures gigantesques, gros-
sièrement taillées, tels que des têtes de six pieds
de diamètre, des épaules larges de vingt pieds,
des oreilles longues de trois pieds. Ces ouvrages
gigantesques sont faits pour la plupart de marbre noir ou de basalte éthiopien. (Bernardin de
Saint-Pierre, *Notes.*)

Pluth apprend donc de l'Egypte le culte des
vils animaux et des vaines idoles. En s'enfon-
çant dans les solitudes tropicales de l'Afrique,
il rencontre un Dieu de ce genre qui attire particulièrement son attention : c'est le singe. Voilà
un protecteur que tout sauvage veut posséder
sous sa hutte; voilà une divinité dont chacun
veut avoir l'image à son foyer. Juvénal visita
les ruines de l'antique Thèbes au cent portes.
Il nous raconte que de son temps près des res-

tes mutilés de la statue de Memnon, on voyait encore briller la statue d'or d'un *singe sacré.*

Effigies sacri nitet aurea cercopitheci.

Dimidio magicæ resonant ubi Memnone chordæ. (Satyre, XV.)

Mais contre ces fabricateurs de faux dieux et ces adorateurs de vils animaux, le Tout-Puissant a prononcé une sentence redoutable : c'est de leur en donner la hideuse ressemblance. *Comparatus est jumentis insipientibus et similis factus est illis. (Ps.* 48-21.) « O homme créé à l'image de Dieu, s'écrie à cette occasion saint Ambroise, garde-toi de dire jamais aux idoles de bois : *vous êtes mon père,* de peur d'en revêtir la triste similitude; car il est écrit qu'ils leur deviendront semblables ceux qui les fabriquent pour les adorer. » (*Comm. sur saint Luc,* liv. **VI,** chap. xv.) Ainsi en fut-il des descendants de Pluth. N'ayant que ces formes hideuses sous les yeux, ce peuple à l'imagination de feu en repaît les puissances de son âme; ses conceptions corporelles se moulent insensiblement sur l'idéal qui occupe son esprit, au sein de ses fêtes religieuses, et cette opération se renouvelant sans cesse, il arrive qu'au bout d'un certain nombre d'années ou de siècles, sa forme et ses couleurs primitives ont disparu pour faire place à des couleurs et à des formes calquées sur le hideux quadrumane qui lui sert de fétiche. — Ses jambes se sont cambrées, son front est devenu fuyant, son menton s'est allongé en forme de museau, ses lèvres se sont épaissies et retirées de façon à laisser la bouche béante, en un mot, la ressemblance avec le singe est devenue si accentuée, que des savants de nos jours, à la vue de pareilles consonances, n'hésitent point à regarder l'homme et le singe comme les membres d'une même famille, et à placer le hideux gorille en tête de leur arbre généalogique.

Telle est à mon avis la vraie cause de la dégradation du sauvage qui habite les rives du Congo. Joignez à cela l'erreur où ces peuples tombèrent dès le principe, que la couleur noire est la plus belle des couleurs, et par suite la vicieuse habitude qu'ils contractèrent et n'ont pas encore perdue, de se charger le corps de poudres d'ébène ou de graisses couleur de suie, et vous aurez le secret de cette transformation bestiale qui s'est opérée chez les descendants de Cham. Les premiers noirs ou noirâtres qui parurent chez eux furent regardés comme des êtres divins, à cause de leur ressemblance avec leurs dieux. Chacun s'empressa de s'approprier cette couleur par le tatouage. Peut-être l'exagera-t-on comme cela arrive toujours aux hommes qui poursuivent un but mal défini. La même raison qui fait que l'indien des bords de l'Ohio se teint le corps en rouge avec de l'ocre ou du vermillon, et le tartare en jaune avec des matières safranées, fit que l'éthiopien se le teignit en noir avec des graisses fuligineuses. Les Peaux-Noires furent prisées sur les bords du Congo, comme autrefois les chevelures d'or sur les bords du Tibre, comme aujourd'hui les teints mats sur les rives de la Seine. Et c'est ainsi que l'art venant au secours de la nature, on vit avec le temps des continents entiers se peupler d'êtres humains, noirs comme des corbeaux, laids comme des singes....

§ IV FORMATION DES AUTRES RACES

Des nègres, passons aux autres races. Nous trouvons les mêmes résultats obtenus par des procédés analogues. Ainsi chez le Tartare, la plus belle des couleurs est le jaune, parce que c'est celle du dragon emblématique qu'il adore, et, pour l'obtenir, il se colore le visage et le corps de matières safranées. L'Américain ne voit rien au-dessus du rouge : aussi est-il toujours couvert de jus de roucouyer ou d'une épaisse couche de vermillon. Chez le Malais, un nez épaté est un signe de distinction, et pour lui donner cette forme, aussitôt après sa naissance, il comprime le nez de son enfant jusqu'à ce que le cartilage en soit brisé. Le Chinois raffole des petits pieds. Il les a naturellement de cette forme qu'il exagère encore par des procédés artificiels. Les Têtes-Plates des bords du Missouri reçoivent en naissant sur le sommet de la tête, des appareils compresseurs qui forcent le crâne à prendre cette configuration, particulière à leurs dieux fétiches. Déjà en naissant ils ont la tête aplatie. Les habitants des îles Kouriles, au nord du Kamchatska se croiraient déshonorés s'ils n'étaient velus comme des ours ; ils sont toujours couverts de longues peaux de chiens ; et leur système pileux est si développé que de la tête aux pieds, leur figure, leur cou, leur dos, leurs bras et leurs jambes sont garnis d'une couche de poils longs et épais, comme ceux de la dépouille animale qui les recouvre.... Bref, nous voyons tous les peuples se donner artificiellement la couleur et les formes qu'ils croient être celles de la beauté ; puis la nature venant au secours de l'art, s'approprier cette couleur et ces formes dans la *mesure* du *possible*. Je dis dans la mesure du possible, attendu que s'il est des formes et des couleurs facilement assimilables, il en est d'autres qui ne prennent pas ou ne prennent

que difficilement chez certaines espèces. Ainsi
Jacob avec ses branches vertes d'amandier
n'obtint aucune toison de cette couleur. Il faut
aux Chinois des moules pour contenir le pied
de leurs filles dans l'étroite mesure qu'ils veulent lui donner. Les Têtes-Plates de l'Amérique
du nord n'ont pas encore atteint parfaitement
la ressemblance ambitionnée de leurs ridicules
fétiches. Bien que les nègres aient adoré des
singes, des boucs et des chiens, ils n'ont pu s'assimiler que la forme des premiers. Quant aux
seconds, s'ils ont pu en prendre la couleur,
peut-être le profil, comme semblent l'indiquer
les statues d'Anubis, de Jupiter Ammon, d'Isis
et d'Osiris, il est certain qu'ils n'ont jamais pu
en prendre la configuration. Il y a de par la
Providence, entre chaque espèce, des limites
infranchissables qui les empêchent de se confondre. Actuellement, plusieurs îles de la Poly-
nésie, et les rives de plusieurs fleuves de l'Amérique sont habitées par des peuples qui ne pensent pas être beaux, s'ils n'ont la figure et le

corps sillonnés de découpures et de dessins pa-
rallèles comme les raies écailleuses du tatou,
ou les taches mouchetées du tigre. Tels sont
les Indiens Mandans, sur les bords du Missouri,
tels sont les Papous dans les îles de la mer du
Sud. Or les naturalistes ne citent aucun exemple d'enfant venu au monde naturellement ta-
toué. J'ai bien lu quelque part le trait d'un enfant né moitié blanc et moitié noir. Celui dont
parle le journal canadien, *le Nouveau-Monde*,
naquit moitié blanc et moitié rouge. Ce sont les
deux seuls faits que je connaisse en faveur du
tatouage naturel; encore n'en puis-je garantir
l'authenticité. Ceci prouverait que la formation
d'hommes *multicolores* répugne à notre nature,
ou au moins exige des conditions exceptionnel-
les qui ne se sont pas encore trouvées. Quoiqu'il
en soit de cette dernière, il demeure acquis que
celle des types *unicolores*, s'effectue tous les
jours avec une régularité telle que l'on peut
prédire à l'avance la couleur et les formes d'une
génération de cette espèce, au simple aperçu

du milieu qui doit lui servir de berceau. Ainsi les Turcs avaient originairement des cheveux roux, les yeux d'un gris verdâtre, et le type de la figure mongolique. Ces caractères ont disparu : « Les Turcs qui habitent au nord-est du Caucase, dit Louis Figuier, participent seuls des caractères des Mongols. Ceux qui sont établis au sud-ouest présentent les formes propres à la race blanche, avec des cheveux et des yeux noirs. Le voisinage des Mongols pour les premiers, des Perses et des Araméens pour les seconds, expliquent ces modifications. »

On en peut dire autant des Arabes. « Dans la portion de la vallée du Nil qui borde la Nubie, ils sont noirs comme les Nubiens leurs voisins ; au milieu du désert Lybien ils ont les cheveux crépus et la coloration des nègres qui les touchent ; dans les régions tempérées on en rencontre qui ont les cheveux clairs et les yeux bleus, » comme les tribus caucasiques qui les confinent.

« Monsieur Théodore de Paris a constaté

qu'un long séjour en Amérique a fait perdre au créole Canadien sa carnation : Son teint est devenu gris foncé; ses cheveux tombent à plat comme ceux de l'Indien; on ne reconnaît plus en lui le type européen, et moins encore le type gaulois. — Il s'est créé dans nos Antilles une race dérivée des Français, comme en Amérique la race des Yankes a dérivé de la race anglaise. On observe entre la race souche et la race dérivée une différence sensible dans les traits et le caractère, qui les rapproche les uns de l'Iroquois et les autres de l'Illinois, leurs voisins. » (*Le monde et l'homme primitif*, par l'abbé Meignan, page 225.)

Un examen plus général nous amènerait à découvrir les mêmes phénomènes partout, d'où cette conclusion que tous les peuples et toutes les familles prennent à la longue quelque chose de la couleur et des formes des peuples et des familles dans le voisinage desquels ils sont appelés à vivre.....

Or, cette similitude de formes et de couleurs

qui sé produit par le voisinage, à quoi l'attribuer? Au climat? Des savants l'ont fait. Mais aujourd'hui c'est une thèse qui ne soutient plus la discussion. Sans doute le climat peut bien |altérer dans une certaine mesure la coloration de la peau et « c'est une observation vulgaire, dit Louis Figuier, que l'homme blanc européen transporté au cœur de l'Afrique ou sur les côtes de la Guinée, revêt dans sa descendance la coloration de la peau brune du nègre; et qu'à leur tour les nègres transportés dans les pays septentrionaux donnent une descendance de plus en plus pâle qui finit par être blanche. » Mais cette loi n'est pas invariable : On trouve dans les contrées les plus brûlantes du globe des populations à peau blanche; tels sont les Touaregs dans le Sahara africain, les Fellahs en Egypte. D'un autre côté des hommes à face noire vivent dans des pays à température moyenne, comme la Californie, ou à des froids rigoureux, comme la terre de van Diemen et certaines régions de la Nouvelle-

Zélande. De plus dans les mêmes climats les populations ont souvent changé de couleur, et quelquefois en sens inverse de la chaleur du climat. Ainsi les géologues nous apprennent que la température de la terre va toujours baissant. Les Gaules d'autrefois devaient donc avoir un climat plus chaud que celui de la France actuelle. Par conséquent nos ancêtres auraient dû être plus bruns que nous. Or, l'histoire nous dit tout le contraire. Les Gaulois ou Galates avaient les cheveux brillants comme l'aurore, et des yeux bleus comme le ciel, tandis que leurs descendants sont devenus bruns. J'en dirai autant des Italiens, des Grecs et des Turcs qui habitent des contrées peuplées autrefois par des tribus à peau blanche, et à cheveux d'or. — D'ailleurs la couleur de la peau n'est pas le seul caractère qui constitue une race. Le nègre diffère du blanc, moins par cette couleur que par la structure du corps et de la face, et les rapports des membres entre eux. Comment attribuer de tels résultats à l'action du climat?

On ne saurait non plus les attribuer aux croisements, qui en certains cas peuvent bien en être une cause auxiliaire, mais parfois y sont totalement étrangers. Ainsi il est des peuples qui ne s'allient jamais aux autres peuples, comme les Arabes et les Juifs. Or les premiers, nous l'avons vu, sont noirs, bruns ou blancs, selon la couleur des peuples qui les confinent. Les seconds subissent la même loi, d'une manière encore plus invariable. Ne vivant plus en corps de nation, jetés comme des parias au milieu des autres peuples qu'ils détestent et dont ils sont détestés, n'acceptant jamais aucune alliance matrimoniale avec eux, ils ont fini par prendre, eux aussi, le teint et les caractères des nations au milieu desquelles ils vivent. Ainsi « dans les contrées septentrionales de l'Europe, ils ont la peau blanche, les yeux bleus et les les cheveux blonds. Dans quelques parties de l'Allemagne, on en voit beaucoup avec la barbe rouge; en Portugal, ils sont basanés. Dans les parties de l'Inde où ils sont établis depuis longtemps, c'est-à-dire dans la province de Cochin, sur la côte de Malabar, ils sont noirs et si complètement semblables par le teint aux indigènes, qu'il est quelquefois difficile de les distinguer des Hindous. » (Louis Figuier.)

Il ne serait pas mal aisé de multiplier les citations. Le peu que nous avons rapportées suffit pour convaincre tout homme impartial des trois points suivants :

1° Que les familles et les peuples voient constamment se modifier leur couleur et leurs formes au contact de peuples et de familles de couleur et de formes différentes;

2° Que ces effets se produisent indépendamment du climat et des croisements qui peuvent bien les accélérer dans certains cas, mais n'en sont pas les agents indispensables;

3° Que les objets du culte idolâtrique en occupant fortement les puissances de l'âme et en frappant vivement l'imagination, ont une part prépondérante dans ces effets, et conséquemment que l'adoration de vils animaux ou de

vaines idoles, jointe au tatouage, a été la cause
pour ainsi dire instrumentale et mécanique dont
Dieu s'est servi pour opérer la variété des races
humaines....

TABLE DES MATIÈRES

TROISIÈME PARTIE.

FORMATION DES RACES HUMAINES.

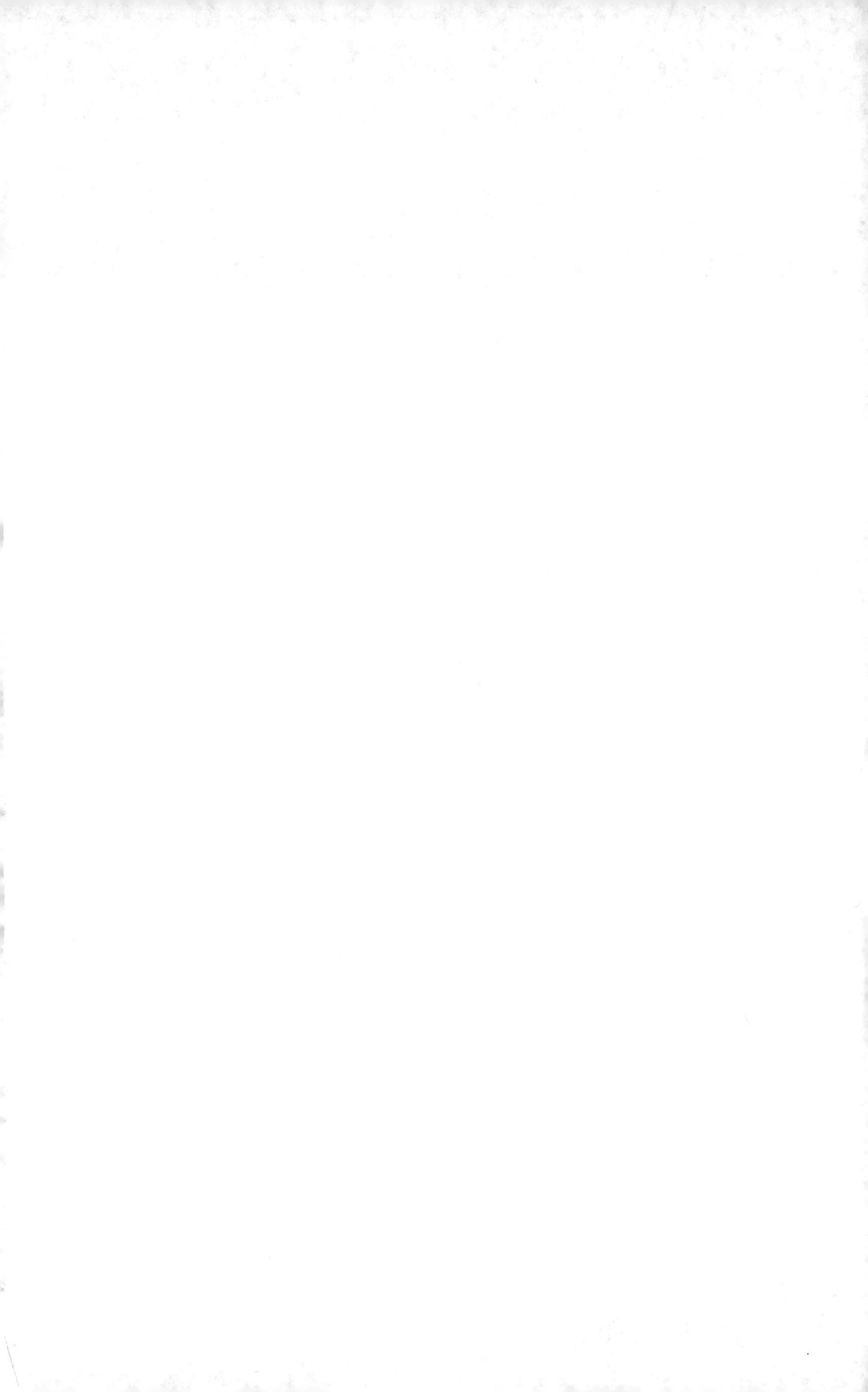

www.ingramcontent.com/pod-product-compliance
Lightning Source LLC
LaVergne TN
LVHW052153050726
842523LV00017B/339